다학제 진료를 통한
췌장암과 담도암
치료의 이해

다학제 진료를 통한

췌장암과 담도암 치료의 이해

전홍재·최성훈·권창일 지음

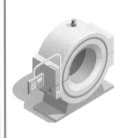
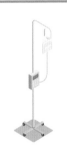
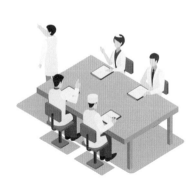

**췌장담도암,
더 이상 불치병이 아니다**

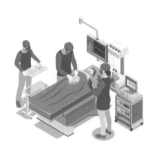
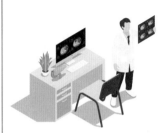

청년의사

우리는 평소에 의료전문가가 아닌 일반인들을 위한 췌장암과 담도암의 치료에 대한 정확한 정보가 부족한 것을 안타깝게 생각하였다. 일반인들이 학문에 근거하지 않은 수많은 정보를 어떻게 걸러내야 할지 고민해야 하는 건 매우 속상한 일이다. 그래서 자체 블로그를 운영하며 최대한 입증된 자료나 연구결과에 근거한 최신 정보를 틈틈이 공유하였다. 그러나 이 지식들은 어느 한 부분에 국한된 것이라 포괄적이지 못했다. 그런 와중에 우리 블로그를 방문해주시는 많은 분들이 관련 내용을 조금 더 쉽고 체계적으로 정리하여 책으로 출간해달라는 요청을 해왔고, 이것이 시작이 되어 〈다학제 진료를 통한 췌장암과 담도암 치료의 이해〉로 나오게 되었다. 우리는 평소 환자나 보호자들이 궁금해 하지만 쉽게 접근할 수 없었던 췌장암과 담도암의 진단 및 치료에 대한 정보들을 최대한 쉬운 말로 담아내려 하였다. 부디 우리의 노력만큼 많은 분들에게 도움을 주는 책이 되기를 희망한다. 그리고 그 중심에는 우리가 지난 8년간 노력하여 구축한 다학제 진료가 있다.

다른 병원에서 암을 진단받고 우리를 찾아온 70대 할머니가 있었다. 그분은 줄곧 집 근처 대형병원에서만 진료를 받아왔는데, 최근 암이 의심되어 검사하고 진단받는 동안 담당 의사의 태도가 다소 강압적이었던 모양이다. 보다 못한 자녀들이 수소문한 끝에 우리 병원을 찾게 되었는데, 함께 내원한 남편-할아버지는 왠지 심기가 불편해 보였다. 이전에 다녔던 병원보다 작다고 생각해서 영 미덥지 못했는지 다학제 진료 시작과 동시에 팔짱을 낀 채로 '어디 무슨 말을 하나 한번 보자'는 표정으로 우리를 쳐다보곤 했다. 깡마른 체형에 깐깐해 보이는 인상이었는데, 매섭게 우리를 노려보자 진료실 분위기도 가라앉았다. 하지만 우리는 여느 때처럼 진심으로 다학제를 진행하며 준비한 모든 이야기를 건넸고, 환자를 위해 얼마나 많은 논의를 거치고 결론을 냈는지 충분히 전달했다. 20분가량의 진료를 마치고 "최선을 다해봅시다"라는 인사로 마무리를 지으려던 찰나, 마지막까지 남아 있던 할아버지가 다른 가족들이 모두 나간 뒤 90도로 인사를 하며 말씀하셨다.
"아이들이 가자고 해서 억지로 따라는 왔지만 사실 미덥지 못했어요. 다시 돌아가겠지 싶어 건성으로 앉아 있었는데… 다학제라는 걸 해보니 칠십 평생 한 번도 받지 못한 대접을 받은 것 같았습니다. 바쁘신 양반들이 모두 모여서 이렇게 자세히 설명해주다니, 그동안 꽉 막혔던 속이 뚫리는 것 같네요. 정말 감사합니다.”

큰 규모의 대학병원에서 일하는 교수(의사)들은 하루에 수십 명, 많게는 백 명 이상의 비슷한 환자들을 만나는 특정 분야의 최고 전문가이다. 하지만 안타깝게도 의사들의 입장에서 보면 환자는 매일 반복해서 보는 수많은 환자 중 특별할 것 없는 한 명일 수 있다. 몰려드는 환자를 감당하기 위해 그리고 병원의 수익을 극대화하기 위해 병원은 개인의 특수한 상황을 최대한 일반화하여 효율성을 추구하게 되고, 이 과정에서 환자 개인의 특수성은 쉽게 무시되곤 한다. 환자는 암이 의심된다고 하여 큰 병원에 왔지만 어떤 진료과를 가야 할지도 잘 모를 뿐더러 예약도 쉽지 않다. 심지어 어렵게 만난 의사는 조직검사를 하려면 입원을 해야 한다는데, 입원을 하려면 2주 이상의 대기가 필요하다고 한다. 이는 시작일 뿐이다. 앞으로 진행될 치료과정에서도 환자의 힘듦과 막막함은 온전히 환자의 몫일 뿐 병원으로부터 특별한 배려를 기대하기는 힘들다.

그렇다면 큰 병원에서 난치암을 치료하는 의료진의 입장은 어떨까? 최신 진료지침에 따라 수많은 환자들을 비슷한 방법으로 치료하고 있지만 성적은 여전히 만족스럽지 못하며, 치료 중 대부분의 환자들이 세상을 떠나게 되는 것을 경험한다. 이를 '동행'이라 하고 싶지만, 고독하게 견뎌내야 하는 업보이며 슬픔이고 뼈까지 스며드는 참을 수 없는 고통이다. 나는 나름 최선을 다했다고 자위하면 환자들과의 이별은 정당화될 수 있을까? 절박한 암환자들을 돕기 위해 이 직업을 선택한 의사의 입장에서도 우리가 조금 더 노력해볼 여지는 없었던가에 대한 불만은 머릿속에서 쉽게 떠나지 않는다. 그렇다면 수많은 우수 인력들이 모인 거대한 병원 시스템을 치료 성적과 환자 만족도를 향상시키기 위해 환자 중심으로 돌아갈 수 있게 만들 수는 없을까? 적어도 예후가 가장 좋지 못한 난치암에서 만큼은 환자 개인의 암에 대해 병원이 비효율을 감수하고서라도 좀 더 관심을 가져줄 수는 없을까? 우리의 다학제에 대한 고민은 이러한 질문에서 시작되었다.

현대 사회에서 모든 지식은 점차 파편화되고 있다. 의학도 예외가 아니다. 췌장암, 담도암을 진단하고 치료하기 위해서는 소화기 내과의 내시경적 접근, 영상의학과의 영상검사와 중재시술, 병리 의사의 조직학적 판단, 외과의 수술, 종양내과의 항암치료, 방사선 종양학과의 방사선치료 등 다양한 검사와 시술과 치료가 필요하다. 그러는 중에도 각 분야 고유 영역의 기술과 치료법들은 나날이 발전하여 전문지식은 칼날보다 날카로워지고 있다. 반면, 각자 보는 영역은 점차 협소해지고 있다. 자신만의 전문 분야에 매몰되어 우리는 여전히 암과의 전쟁에서 우위에 서지 못하고 있다. 그렇다면 우리가 가진 각자의 날카로운 무기들을 합쳐볼 수는 없을까? 그 시작이 바로 다학제 진료이다.

물론 다학제라는 시스템 하나 구축한다고 모든 고민이 해결되지는 않는다. 실제 다학제를 진행해보면 이는 시작에 불과하며, 여기서 발생되는 수많은 고민들과 파생되는 문제점들을 암치료의 연속적인 관점에서 끊임없이 개선하고 수정하는 헌신적인 노력이 필요하다. 이를 위해서는 암환자와 암치료 차원을 넘어 병원 전체의 접근이 시스템 개선이 수반되어야 한다. 병원이라는 거대한 조직이 효율성의 극대화를 통한 수익 창출이 아닌 암환자 개인의 특수성을 고려하기 위해 비효율을 감당할 수 있도록 체질을 바꿔야 한다. 그런데 이는 병원을 구성하는 모든 이들의 마음이 한 방향으로 향하지 않으면 불가능하다.

우리나라에서 시행되고 있는 다학제는 대부분 병원에서 시스템 운영을 주도하고 의료진이 그 시스템을 따라간다. 하지만 우리는 정반대로 진행하였다. 특히 예후가 나쁜 췌장암, 담도암환자들을 중심으로 그들의 치료 성적을 향상시키기 위해 단 한 명의 예외도 없이 관련된 의료진들이 자발적으로 참여했다. 우리가 직접 시스템을 만들고, 시행착오를 거듭하고, 디테일한 부분까지 모두 함께 만들면서 우리 자신도 동반성장하였다. 의료진들이 실질적으로 다학제 진행을 주도하면서, 병원은 그러한 우리를 지지하고 지원하며 함께 완성도를 높여갔고, 현재에도 계속해서 성장하고 있다.

　많은 사람이 '다학제'라고 하면 '여러 의사가 한데 모이는' 그 형식에 초점을 맞춘다. 그러나 우리는 '다학제'의 진정한 의미는 실질적인 암치료의 중심에 다학제를 두는 것이라 생각한다. 시간이 금보다 귀한 암환자들의 검사 시간과 진행 과정을 최소화하여 다학제 진료를 빠르게 진행할 수 있도록 모든 시스템을 정비하고, 다학제 이후에는 다학제에서 결정된 사항들이 지체 없이 체계적으로 진행될 수 있도록 관련 과들의 협조를 얻어 병원 전체 시스템을 개선한 것도 이 때문이다. 다학제를 위한 변화는 오직 암환자들을 위한 것이었다. 시행착오가 많았지만, 점점 놀라운 결과들이 나타나면서 우리뿐 아니라 모든 사람이 이 변화에 기꺼이 동참해주었다. 우리가 함께 힘을 모아 소중한 생명을 살리고 생존 기간을 연장하는 가치 있는 결과로 이어졌음에 소중한 보람을 느낀다.

　우리는 다학제에서 특정 진료과, 특히 다학제를 신청한 주치의의 주도권을 배제하고자 노력하였고, 순수하게 환자 중심의 논의를 진행하기 위해 '내 환자', '너의 환자'의 개념을 지양하였다. 대신, '우리 환자'의 개념을 받아들였다. 이는 다학제 진료를 거친 환자는 특정 주치의의 환자가 아니라 다학제에 참여한 모든 의료진의 환자가 된다는 개념이다. 예를 들어 담도암환자가 항암치료 후 수술을 고려하는 방향으로 다학제에서 결정되었다면 항암치료를 진행하는 종양내과에서 열심히 항암치료를 하지만 외과의사도 이 환자의 치료 결과들을 함께 추적하면서 수술받을 최적의 시기를 함께 고민한다. 또한 치료 과정에서 예상치 못한 담도 폐쇄 등의 문제가 생기면 소화기내과에서 지체 없이 개입하여 바로 관련된 시술을 응급으로 받을 수 있게 한다. 즉, 모든 의료진이 '우리 환자'의 성공적인 치료를 위해 환자와 함께 싸운다.

우리는 지난 8년간 불가능해 보였던 이 일을 성공적으로 해왔다고 자부한다.

이 책이 완성되기까지 우리를 믿고 따라준 환자와 그 가족들에게 감사의 마음을 전하고 싶다. 책이 나올 때까지 응원해준 사랑하는 가족들에게도 감사를 표한다. 우리가 힘든 길을 지치지 않고 지금까지 올 수 있도록 힘이 되어준 췌장담도암 다학제 팀원들(소화기내과 고광현, 성민제, 신석표, 영상의학과 김대중, 안찬식, 핵의학과 장수진, 병리과 김광일, 외과 양석정, 이성환, 강인천, 혈액종양내과 강버들, 천재경, 방사선종양학과 신현수, 임정호 교수님)께도 감사드린다. 다학제의 성공을 위해 지금도 보이지 않는 곳에서 노력과 희생을 해주고 계신 병원 직원들께도 깊이 감사드린다. 그리고 이 책을 저자들보다 더 꼼꼼히 감수해준 아주대병원 김창우 교수님께도 진심으로 감사드린다.

마지막으로, 환자분께서 다학제 진료팀에게 직접 전달하여 주신 손 편지의 내용 중 한 구절을 인용하여 집필의 기나긴 여정을 끝맺고자 한다.

"다학제 진료는 생의 끝자락에 서 있는 인간에게 신이 준 가장 큰 선물입니다."

2023년 6월, 분당 야탑에서
전홍재, 최성훈, 권창일

CONTENTS

담도담, 다학제로 보다

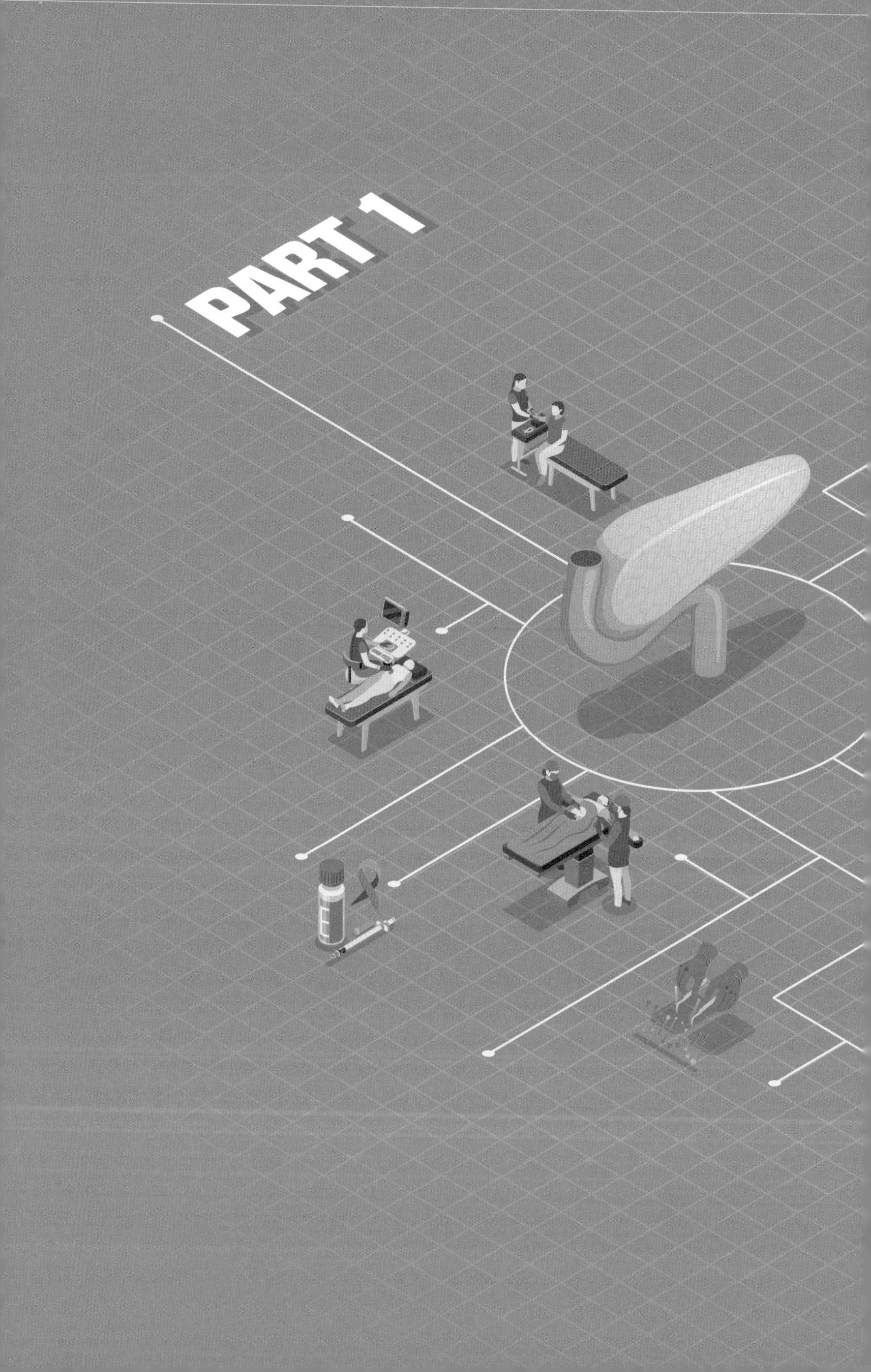
PART 1

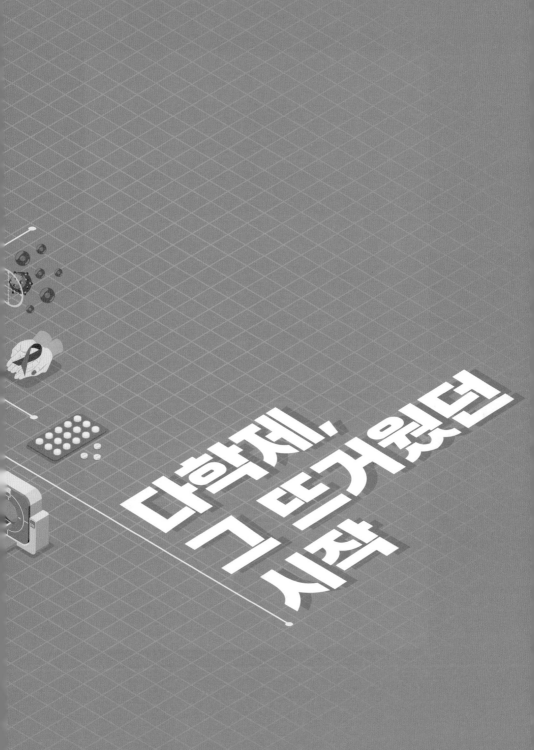

우리는 다학제 진료를 통해 병 앞에서는 더욱 겸손해지고, 환자 앞에서는 자신감을 얻었다. 수많은 노력과 시간, 일일이 언급하기에는 너무나도 많은 도움의 손길들 덕분에 암 환자의 치료 성적 향상이라는 목표를 실시간으로 이루어가고 있다. 다학제로 혜택을 보는 환자들과 더불어, 우리 역시 큰 혜택을 보고 있다. 생명과 관련된 진료 과들의 인기가 바닥으로 떨어지는 의료 현실 속에서, 생명을 건지는 의사라는 정체성, 그 고귀한 가치들이 다학제 진료를 경험할 때마다 반복적으로 상기되며 우리를 격려한다.

01

이야기의
시작

인생은 드라마다. 오늘도 넷플릭스의 새로운 드라마들이 시선을 끌지만, 우리의 인생 만한 드라마는 없다. 드라마 속 주인공은 꿈을 이루고 행복한 삶을 얻지만, 실제 인생은 숱한 갈등과 문제로 점철되어 있다. 단지 드러내놓고 말하지 않을 뿐 내 삶은 내 마음대로 되지 않는다.

많은 이들이 드라마보다 더 극적인 진실을 마주해야만 하는 공간으로 '병원'을 떠올린다. 병원에는 삶과 죽음이라는, 인간의 가장 강렬한 희망과 깊은 좌절이 매 순간 공존한다. 그리고 그때마다 환자들 곁에서 몇 번이고 삶과 죽음을 경험하는 사람들이 있다. 우리도 그중 하나다.

우리는 지금까지 암 환자를 치료하면서 연구해온 내용들과 경험한 사례들을 글로 정리해 여러 매체를 통해 공개해왔다. 그리고 우리는 경험이 쌓일수록 겸허해지고 있었다. 그 내용들은 의학적인 사건 이상의 의미가 있었다. 병마와 싸우는 수많은 환자와 그 고통을 함께하는 가족의 분투가 고스란히 담긴 텍스트에는 재발률과 생존율이라는 숫자 너머의 인생이 보인다. 매 순간 최선을 다해 의업에 임하지만 누군가에게는 삶의 마지막일지도 모를 하루 속에서 천국과 지옥을 오가는 환자와 가족들의 인생을 가늠해 보기란 쉽지 않다. 그저 매일 아침마다 내가 할 수 있는 최선을 다하자고 다짐할 뿐이다.

의사라면 누구나 그런 마음을 가지고 있다. '모든 환자'를 살려낼 수는 없더라도 '단 한 사람'도 소홀히 하지 않겠다는 마음. 암이라는 공포의 대상을 강제로 받아들여야 하는 환자들에게 통계 숫자로 표현되는 생존율은 참고 사항일 뿐, 당사자에게는 죽느냐 사느냐 둘 중 하나다. 평생 암 환자만을 진료해온 우리들은 단 한 명의 암 환자라도 희망을 가질 수 있도록 수많은 시도를 해왔다. 그 결실 중 하나가 '다학제 진료'라는 어려운 숙제다. 계속해서 진화하고 있으며 동시에 여전히 진행 중인 우리의 다학제가 최초로 태동했던 7년 전 어느 날, 우리 중 그 누구도 일이 이렇게 커질 줄은 몰랐다.

다학제 진료, 제대로 해보자!

'다학제 진료'란 한 명의 환자를 위해 여러 의료진들이 모여 진료하는 방식이다. 환자의 질환과 현재 상황을 한 자리에 모인 여러 진료과 의사들이 논의하여 치료 방향을 정하고, 이를 환자와 가족들과 공유하고, 의견 수렴까지 진행하여 최선의 결론을 이끌어내는 것이 목표다. 독자들, 특히 암이나 만성 질환을 앓고 계신 분들이라면 의아한 생각이 들 수도 있다. '비염은 이비인후과', '눈병은 안과'처럼 비교적 간단한 질환이야 단일 진료과 의사의 진료만으로 해결되지만, 암이나 뇌경색처럼 심각한 병이나 만성 질환의 치료는 당연히 여러 진료과 의료진들이 머리를 맞대고 결정하는 게 아니었던가?

우리 주위에서 흔히 만날 수 있는 환자들만 봐도 그렇다. 당뇨로 내분비내과에 다니던 옆집 아저씨는 안과, 신경과, 심지어 아무 상관이 없어 보이는 신장내과까지 다닌단다. 알고 보니 당뇨 합병증은 망막, 신경, 신장(콩팥)에서도 일어나는 것이었다. 노인정에서 왼쪽 팔다리에 힘이 빠진 나머지 구급차로 실려갔던 할머니는 뇌혈관 일부가 막히는 뇌경색 진단을 받았단다. 신경과에 입원했던 할머니의 진료내역서에는 심장내과와 재활의학과도 써 있었다. 뇌경색의 원인이었던 부정맥으로 인한 심장 검사와 심장치료를 받은 것이 그 이유였다. 그뿐인가? 항응고제를 포함한 급성기치료가 끝났다고 해서 전부 끝난 게 아니라, 걷기와 삼키기를 비롯한 여러 종류의 재활치료도 해야 했다.

현대 의학의 세분화, 전문화는 각각의 질환에 대한 깊이 있는 이해를 가능하게 했다. 그러나 한편으로는 사람의 생명에 대한 전체적인 조망, 하나의 질환에 얽혀 있는 여러 가지 문제들에 대한 종합적, 체계적인 접근이 어려워졌다는 한계를 낳았다. 비록 전인적인 평가와 치료가 쉽지 않다는 의학의 한계는 감수해야 할 부분이라 하더라도, 최소한 여러 임상 진료과들의 의견들이 한데 어우러져야 최선의 방향을 결정할 수 있는 병들에 대해서 만큼은 다학제의 필요성을 부정하는 이는 없을 것이다.

암 환자 역시 처음에는 내과든 외과든 하나의 임상 진료과를 찾아갔을 것이다. 내과만 해도 소화기, 호흡기, 종양 등 앞에 붙은 단어만 대여섯 개쯤 된다. 수술이 필요하다면 외과로 넘어가는데 역시 흉부, 상부위장관, 하부위장관, 간담췌 등 앞에 다양한 단어들이 붙는다. 필요에 따라 영상의학과, 방사선종양학과, 핵의학과 등 이름도 어려운 여러 진료과를 돌아다닐 수도 있다. 심지어 이 모든 진료들은 서로 다른 요일과 시간대에 개설되어 있어 하루 만에 다 받을 수도 없다. 암 진단을 받고 4개의 과를 방문해야 한다면 그중 2~3개만 시간이 맞아도 다행이다. 최악의 경우 월, 화, 수, 금으로 외래 예약이 잡힐 수도 있다.

때로는 여러 진료과들의 진료를 본 결과 서로의 의견이 달라 혼선을 빚기도 한다. 위장관외과에서 수술 일정을 잡았다가, 다음 날 방문한 소화기내과에서 내시경으로 제거할 수 있다며 내시경 일정을 잡아주면 도통 어느 장단에 맞춰야 할지 몰라 혼란스럽다. 게다가 어제 찍은 CT 결과와 내시경에서 떼어낸 조직검사 결과가 너무 궁금한데, 이를 판독하는 영상의학과나 병리과 의사들은 만날 기회조차 없다. 이런 일이 반복될수록 의료진에 대한 신뢰도는 낮아져 다른 병원으로도 가볼까 싶지만, 지금까지 했던 검사들을 또 받기도 싫어 묵묵히 따라본다. 아직 시술이나 수술은 시작도 안 했는데 며칠이고 병가를 낼 수도 없는 노릇이다.

다학제 진료는 이런 문제들을 해결할 수 있다. 한번 더 말하지만 '다학제 진료'는 한 명의 환자를 위해 여러 의료진들이 한데 모여 진료하는 방식이다. 여기서 밑줄을 쳐야 할 부분은 '여러 의료진들이 한 자리에 모여'다. 한번 예약하고 만나기도 힘든 교수진들을 한 자리에서 본다. 흩어져 있는 진료 시간을 한데 모을 수는 없으니 진료 외 시간을 따로 내어 마련한 자리임이 틀림없다. 한 자리에서 논의하니 서로 다른 의견들을 조율할 수 있어 환자의 시간과 비용을 낭비하지 않고 통일된 치료 방향을 정할 수 있다.

우리나라에서 최초로 다학제 진료를 시도한 것은 우리가 아니다. 의학계에서는 오래전부터 앞서 묘사한 기존 진료 방식의 약점을 인식하고 그 대안으로 다학제 진료를 꼽아왔다. 2010년경부터 대형 병원들을 중심으로 다학제 진료가 시작되었고, 주로 대장암처럼 외과, 내과, 영상의학과, 병리과, 핵의학과 등 여러 관련된 과가 함께 논의해야 하는 암부터 시도되었다. 필자들 역시 이전에 '다학제 진료'를 경험한바 있지만, 우리가 생각했던 이상적인 다학제의 모습과는 거리가 있었다. 환자를 중심으로 여러 명의 의사가 모인다는 형식은 갖췄으나, 생소한 방식을 시도했던 초창기 선구자들은 여러 시행착오를 경험해야만 했다. 진행 방식이 어색했고, 침묵이 흐를 때도 있었으며, 연배가 높거나 경험이 많은 교수가 일방적으로 정한 방향을 따라갈 때도 있었다. 최신 지견을 공부하지 않은 교수는 꿔다 놓은 보릿자루처럼 앉아 있기도 했다. 이 모든 경험들은 다학제를 통해 최고의 결과를 낼 수 있는 방법을 고민하게 해준 귀한 원동력이다.

필자 중 한 사람인 최성훈 교수(간담췌외과)는 분당차병원에 부임해오면서 자신의 전문 분야인 췌장암, 담도암과 관련된 다학제를 제대로 해보고 싶어했다. 다만, '제대로'라는 이 세 글자에 독자들의 오해가 없길 바란다. 다른 유수의 병원들이 그동안 해왔던 다학제가 '엉터리'였다는 뜻이 아니라, 그로부터 알게 된 장점들을 극대화하고 단점들을 보완하고자 했던 것이다. 특히 췌장암과 담도암은 암들 중에서도 예후가 나쁘기로 유명하고(Part 2 참조), 치료 방향 역시 천차만별이었다. 환자뿐만 아니라 의료진들 사이에서도

'어떤 치료를 하더라도 최종 결과는 절망적이다'는 인식이 팽배했었다. 그러나 최 교수는 수술, 항암치료, 방사선치료를 어떤 순서로, 어느 강도로, 얼마나 길게 하느냐에 따라 치료 결과가 조금씩 다르다는 사실에 주목했다. 5년 생존율 10%라는 숫자는 의료진이 참고할 수치일 뿐, 환자 한 사람 한 사람에게 생존이냐 사망이냐는 50%의 확률이다. 문제는 췌장암, 담도암 환자가 치료를 받고 5년이 흐른 뒤에 10%에 들어갈지, 90%에 들어갈지는 모르는 일이다. 이 확률을 1%라도 높이기 위해 최 교수를 비롯한 암 전문의들은 계속해서 노력하고 있다.

수술, 항암치료, 방사선치료라는 여러 치료법을 최적화하기에는 역시 다학제가 가장 효율적이었다. 진단을 위한 소화기내과, 임상 병기 설정을 위한 영상의학과, 조직검사 결과를 위한 병리과가 필요했다. 수술을 위한 외과, 항암치료를 위한 종양내과, 방사선치료를 위한 방사선종양학과도 빠질 수 없었다. 이들이 한 자리에 모여 논의한다면 한시가 시급한 췌장암과 담도암(췌장담도암) 환자들의 치료 방향을 신속히 결정하고, 치료 성적을 조금이라도 올릴 수 있을 것만 같았다.

다학제는 이름에서 알 수 있듯 결코 혼자서 할 수 있는 일이 아니다. 먼저 다학제의 목적에 공감하고 뜻이 맞는 사람들이 모여 임상 경험과 연구 결과들을 바탕으로 체계를 갖춰 나가야 했다. 다행히 최 교수가 다학제 이야기를 꺼내기 전부터 다학제에 관심을 가지고 있던 사람이 한 명 더 있었는데, 바로 소화기내과 고광현 교수다.

"하려면 제대로 해야 합니다. 형식만 갖춘 흉내내기라면 안 하는 것만 못 해요. 시간만 축낼 겁니다. 다학제를 실행하는 데는 실질적이고도 분명한 목표가 있습니다. 그것을 달성할 수 없다면 이 모든 논의는 무의미합니다."

고 교수의 '실질적이고도 분명한 목표'는 조금이라도 더 높은 치료 성공률을 위해 단 한 명의 환자에게라도 제대로 적용하자는 뜻이었다. 동상동몽(同床同夢)을 확인한 최 교수와 고 교수는 의기투합하여 작은 모임을 시작했다. 다학제 진료를 공부하고 어디서 어떻게 시작할지, 어떤 환자들을 대상으로 할지, 어떤 과들을 섭외할지 머리를 맞대며 밝은 미래를 상상했다. 모임을 거듭할수록 췌장암, 담도암 환자들의 좋은 예후와 밝은 모습이 그려지기 시작했고, 구체화된 상상은 다음 수순으로 이어졌다. 본격적인 다학제 진료의 시작이었다.

누구나 옳다, 그러나 모두 틀릴 수도 있다

다학제 진료를 구상하고 첫 시동을 걸었지만 시작은 쉽지 않았다. 먼저 가시적인 시스템을 구축해야 했다. 그러려면 다학제 진료에 앞서 충분한 시간을 두고 환자에 대해 제대로 파악할 수 있도록 사전에 환자 정보를 공유하고, 다학제 일자와 장소를 정하며, 논의와 설명에 필요한 장비들도 필요했다. 향후 지속 가능한 다학제를 염두에 두고 시작한 일이었기 때문이다.

한두 번의 다학제만을 실험적으로 시도해보고 종결할 계획이라면 하드웨어니 시스템 같은 것은 고려 대상이 아닐 것이다. 그때그때 사용하지 않는 진료실을 찾으면 되고, 의자가 모자라면 늦게 온 의료진은 서 있으면 된다. 전자 차트에서 자동으로 교수진들에게 미리 공유되면 참 효율적일 것 같은 환자 정보가 다학제 당일에 공유되기도 했고, 환자와 가족들이 보기 편리한 설명용 대형 스크린이 없으니 A4 용지에 끄적거려 넘겨드린 적도 있다. 지금은 상상만 해도 아찔하고 창피한 이런 상황들을 우리는 초창기에 직간접적으로 겪었고, 질 높은 다학제를 장기적으로 유지하기 위해 가시적인 하드웨어 구축이 필수적이라는 사실을 절감했다.

시스템 구축도 만만치 않았지만, 인적 자원 확보가 더욱 난관이었다. 뜻이 같은 교수를 찾는 것도 어려웠고, 찾더라도 마음만큼 몸이 따라주지 않았다. 사람의 몸은 두 개가 아니고 하루는 누구에게나 24시간이기 때문이다. 외래 진료를 포함하여 기존의 업무만으로도 충분히 바쁜 대학병원 교수들 여럿의 일정을 맞추는 것은 쉽지 않다.

하루에도 수십 명씩 환자를 보는 교수이자 의사인 사람들이 다학제 진료를 위해 모이다 보니 예상대로 점심 시간이 희생되거나, 오후 진료가 끝난 느지막한 저녁 시간이 사용되었다. 여러 과 교수들과 환자들이 약속해놓은 날짜에 하필 수술이라도 늦게 끝나면, 지친 몰골로 허겁지겁 들어서는 외과 교수를 맞이하느라 다 같이 저녁 금식을 강요받을 때도 있다. 간혹 다학제에 참여한 환자와 가족들이 우리를 안쓰럽게 보며 "늦게라도 식사를 하시지..." 하며 마음을 건넬 때가 있는데, 우리는 그분들이 예정에 없던 동반 금식에 참여하게 된 것이 죄송스러울 뿐이다.

언젠가 필자가 인터뷰에서 "우리나라에서는 왜 제대로 된 다학제가 이루어지기 어려운가요?"라는 질문을 받은 적이 있다. 이유는 수십 가지이다. 앞서 말한 일정 잡기, 장소 확보, 자동화된 사전 정보 공유, 환자 편의를 위한 장비와 기기 설치 등 가시적인 장애물과 더불어 교수진들의 지나치게 바쁜 삶 등 보이지 않는 원인들을 꼽을 수 있지만, 참여하는 의료진들의 의견 조율 역시 중요한 요인 중 하나다. 환자들에게 다학제의 의미는 최선의 진료 방침 결정임에 틀림없지만, 의료진들에게는 여러 진료과 의사들 사이의 다른 의견들을 확인하고 몰랐던 부분들을 배우며 조율하는 과정이라는 의미가 있다. 그래서 우리는 수련 중인 전공의, 실습 중인 의과대학생들에게 다학제 진료 참관을 적극적으로 독려한다.

동시에 우리는 이미 많은 경험을 가진 전문의들에게도 참여를 추천한다. 내가 가진 최선의 치료가 다른 임상 진료과의 입장과 최신 지견에 비견되고 다듬어지는 과정은 의사로서도 큰 도약의 기회이다. 또한, 상명하복 문화가 깊이 자리잡은 대한민국에서 사람과 사람 사이의 의견 조율 과정을 접하는 것만으로도 인생의 큰 배움이 된다. 가끔은 본인이 맡은 환자에 대한 강한 책임감과 애착이 주도권과 고집처럼 드러나기도 한다. 선한 의도에 기인한 자연스러운 현상이지만, 양쪽 시야를 가린 경주마처럼 주변의 의견을 듣지 못할 위험 역시 존재한다. 이럴 때 다학제는 '특정 의사의 환자'가 아닌 '다학제에 참여한 모든 의사들의 환자'라는 인식을 되새기게 해준다. 모두가 함께 책임지고 진료해야 하기 때문에 똘똘 뭉친 팀워크가 없다면 불협화음이 생긴다.

우리 역시 "내 말이 옳다", "내 방식이 맞다"는 말들로 티격태격했던 다학제 초기 시절이 있다. 기존에 해오던 안전한 방식을 잠시 제쳐둔 채 새로운 방식을 받아들이고 시도하면서 합을 맞추는 과정이 어디 쉬울까. 그러나 다학제를 경험한 환자들로부터 우리의 예상을 넘어선 성공적인 치료결과가 나오는 것을 보며 차츰 깨닫게 되었다. 집단지성의 훌륭한 결과물 앞에 겸손해질 수밖에 없었던 우리들은 누구나 옳을 수 있지만 때로는 모두가 틀릴 수도 있다는 사실을 받아들였다. 우리의 모든 대화와 조율, 융합은 각자의 고집에서 한 걸음 물러나 '환자의 생명'이라는 하나의 목표를 함께 바라보면서 비로소 이루어지기 시작했다. 고맙게도 그 과정에서 팀원 중 단 한 사람도 뾰족한 성격이 아닌 덕분에 서로의 의견에 귀 기울이며 희생을 마다하지 않았을 수 있었다.

200%의 거짓말이 500%의 진실로

췌장담도암 다학제 팀에 뾰족하고 예민한 사람은 없고 둥글둥글한 이들로 가득한 것은 다학제의 원활한 시작을 가능케 한 큰 축복이었지만, 동시에 단점도 되었다. 다학제를 위한 시스템을 구축하려면 시간, 장소, 전자 차트, 기자재, 인력 등 모든 것을 가히 창조 수준으로 구상해야 하는데, 이는 개인이나 한두 개의 임상 진료과가 추진할 수 있는 규모가 아니었기에 병원 경영진들과의 대화가 필요했다. 환자를 위해 여러 교수들이 모여 추가로 월급도 받지 않고 이렇게나 많이 준비했는데 병원이라면 도와줘야 마땅하지 않은가? 아쉽지만 이러한 상식은 병원에서 상식으로 받아들여지기 힘들다. 냉정하지만 대부분의 병원은 수익 없이 유지되기 힘들다. 경찰서와 소방서처럼 수익과 상관없이 운영되는 국가 기관은 더더욱 아니다. 국가가 운영하는 병원들도 있지만 대부분 특수

직역(경찰, 군인, 유공자)을 주 대상으로 한다. 단지 아픈 사람을 치료한다는 설립 목적이 병원을 헌신과 봉사의 기관으로 탈바꿈하지는 못한다. 모든 회사들이 그렇듯 투자 대비 수익이 나지 않으면 얼마든지 폐업할 수 있는 곳이 병원이다.

그러니 경영진은 필수적인 의료적 상황과 함께 투자와 수익이라는 비용을 고려할 수밖에 없다. 병원에 무언가를 요청하고 부탁할 때 둥글둥글한 사람보다 뻬어난 공격수와 같은 사람들이 앞장서기 마련이다. 바로 이 부분에서 과감하게 일을 추진하는 사람이 우리 팀에는 없었다.

하는 수 없이 필자 중 한 명인 전홍재 교수(혈액종양내과, 암센터장)가 소위 총대를 멨다. 전 교수의 뛰어난 통찰력과 진취력은 병원의 관성을 바꿔놓기 시작했다. 병원의 경영진을 찾아가 큰소리를 쳤다. "앞으로 1년 안에 환자 수를 두 배로 늘릴 테니 췌장담도암 다학제 진료를 위해 요청드리는 사항들을 살펴봐주십시오. 반드시 우리 병원이 해야 할 일입니다!"

두 배, 즉 200%를 공언하는 우리를 보고 아마 당시 병원 경영진은 어이가 없었을 것이다. 보통 차년도 예산 책정을 위해 각 임상 진료과의 진료 증진 목표를 10% 정도로 설정해도 꽤 높은 수치인데 200%라니. 게다가 췌장암과 담도암은 주요 암과 달리 발생률이 높지 않은 데다 예후가 나쁘기로 유명한 암이라 대부분의 환자들은 서울의 유명 병원들로 쏠리곤 한다. 우리 병원 역시 췌장담도암을 진단받으면 진료의뢰서를 요청해 다른 병원으로 옮기는 환자들이 있었고, 그나마 우리에게 치료를 받더라도 나쁜 예후를 나타내는 지표들(진단 시에 수술을 할 수 있는 환자의 비율이 낮고, 실제 치료받는 기간이 다른 암환자들보다 짧음)이 병원의 수익에 그다지 큰 도움이 되지 않는다는 냉정한 현실적 판단에도 불구하고 우리의 무모한 도전을 응원해준 경영진들에게 이 자리를 빌어서 감사를 표한다.

다학제 진료를 시작할 때 가장 먼저 필요한 건 역시 공간이다. 이 큰 병원에서 최소 5~6명의 의사와 담당 간호사, 환자와 가족을 포함하여 최소 7~8명이 앉을 수 있는 곳은 찾기 힘들었다. 진료실로 쓸 공간도 늘 부족했고 복도는 환자들로 북적대는 통에 다학제만을 위한 공간을 마련하는 것은 녹록지 않았다. 처음에는 병원 내 한 귀퉁이에 있는 작은 방을 다학제실로 만들어 사용했는데, 미리 해당 부서의 동의를 받아야 했기에 꽤나 눈치를 봐야 했다. 다학제 진료를 원하는 환자가 조금씩 늘어나면서 좋은 환경을 안정적으로 제공하고 싶은 마음이 생긴 우리는 또다시 경영진을 찾아갔고, 짧은 기간이었지만 적지 않은 성과를 확인한 병원에서는 다학제실을 리모델링해주었다. 환자들에게 사진과 그림을 이용해 쉽게 설명할 수 있는 터치스크린보드가 설치되었고, 뒤이어 컴퓨터와 모니터가 탑재된 스마트 책상이 마련되어 수월한 회의가 가능해지는 등 제법 구색을 갖추게 되었다.

| 그림 1-1. 초기의 다학제 진료 모습 |

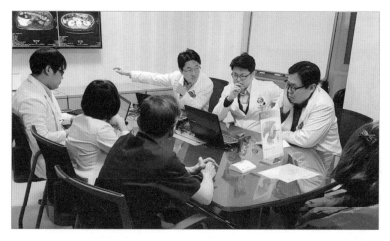

공간만큼이나 중요한 부분이 시스템, 즉 루틴을 체계화하고 이를 병원 내 관련된 모든 부서와 공유 및 공조하는 일이다. 암 환자들이 많은 혜택을 신속하고 정확하게 얻기 위해서는 다학제 진료 시간을 최대한 효율적으로 운영해야 했다. 시스템이 전무하던 초창기에는 우리 역시 다학제가 필요한 환자들을 만났을 때 다른 과 교수들의 외래 시간표를 확인했다. 그다음 이메일이나 전화로 다학제 진료 참여를 부탁했다. 한편, 장소 사용이 가능한지 문의하고 일정을 잡는 데 많은 시간과 에너지가 소진되었다. 그래서 클릭 몇 번만으로도 다학제 진료 일정과 장소가 예약되고 환자에게 문자 연락이 가는 효율적인 전산 시스템, 이를 모니터하며 실행하는 인력과 다양한 실행 도구들이 필수였다. 이를 종합하고 실행하기 위한 위원회 설치를 권유해주신 병원장님 덕분에 '포괄적 암관리 위

┃ 그림 1-2. 시설이 갖추어지기 시작한 다학제 진료 공간 ┃

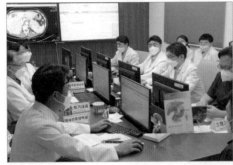
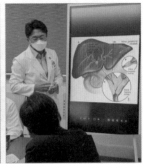

원회'가 발족될 수 있었다.

포괄적 암관리 위원회는 다학제 진료를 진행하면서 발견된 문제들을 함께 풀어내고, 좀 더 빠르고 효율적인 진료 시스템 제작에 필요한 부분들을 논의하는 모임이다. 위원회는 다학제를 시작하면서 2년가량의 준비 기간을 거쳐 운영되었다. 특히 다학제와 기존 진료 과정이 따로 움직이는 대신 다학제 대상 환자가 병원에 와서 모든 과정을 논스톱으로 받으려면 어떻게 해야 할지, 다학제에서 결정한 치료 계획을 효율적으로 시행하기 위해서는 무엇이 필요한지를 중점적으로 논의했다. 우리는 위원회에 참여한 여러 임상과들과 부서들의 적극적인 협조 덕분에 불가능이라고 여겨졌던 이상적인 다학제의 모습에 한 걸음씩 다가가고 있었다. 그리고 근거 없이 선포했던 환자 200% 증가는, 다학제 진료를 시작한 지 5년도 채 되지 않아 500%라는 결실로 이어졌다. 전국의 수많은 췌장담도암 환자들이 우리 다학제로 몰려드는 기적 같은 일이 벌어졌다.

생색낼 만한 노력과 희생

한껏 기대를 품고 시작한 포괄적 암관리 위원회는 당연히 쉽지 않았다. 우리 중 누구도 지금껏 경험해보지 못한 새로운 것을 창조해야 했기에 무엇이 최선인지도 알 수 없었다. 시행착오를 온몸으로 겪으며 나아가야 했다. 그때로 돌아간다면 그 험난했던 과정을 다시 겪을 자신이 없다. 우리가 땀 흘려 일했으니 후배들에게 "너희도 똑같이 하라"고 강요할 생각도 없다. 환자들의 편의가 최우선임은 말할 것도 없지만, 우리 뒤를 이어 암 환자를 치료할 후배들이 우리가 겪은 시행착오와 시간 낭비를 피해 진료에만 집중할 수 있도록 체계적으로 잘 구축된 시스템과 자유로운 논의가 가능한 위원회가 필요한 것이다. 힘든 과정이었지만 우리에게 그런 목표들이 있었기에 물러날 수 없었다. 환자에게 최선의 진료가 빠르게 제공되는가, 의료진이 진료에만 최선을 다할 수 있는가, 이 두 가지는 포괄적 암관리 위원회의 존재 이유였다.

포괄적 암관리 위원회에서 가장 먼저 추진한 것은 '패스트 트랙(Fast track)'이라는 시스템이다. 패스트 트랙은 다학제 진행의 효율성을 극대화하기 위해 시간적 요소를 중점적으로 고려해 구성했다. 암 환자 치료에서 가장 중요한 요소 중 하나가 시간이기 때문이다. 암 환자를 외래 진료실에서 만난 의사가 다학제 진료가 필요하다고 판단하면, 다학제 진료를 신청하고 처방 및 협진을 낸다. 이 과정에서 환자가 검사를 받거나 입원을 해야 하는데, 이것들이 신속히 이루어져야만 다학제에 참여하는 교수들이 환자의 검사 결과를 분석하여 다학제 진료를 개시할 수 있다. 하지만 우리나라 대학병원에서 단 며칠 만에 조직검사를 포함한 암 진단 결과를 확인할 수 있거나, 내원 첫날 곧바로 입원이 가능한 경우는 손에 꼽는다.

실제로 암 환자들이 진단을 받기까지는 2~3주 정도 소요된다. 물론 다른 병원에서 확진을 받고 왔다면 시간이 단축되지만, 결과가 아직 나오지 않았거나 애매한 경우에는 검사를 다시 해야 한다. 보통 외래 진료 직후 입원 처방을 내도 환자가 입원하기까지는 1주 이상이 걸린다. 병원 전체에 입원 예정된 환자들과 더불어 응급실에 대기 중인 환자들도 많은 탓이다. 간혹 입원 일자가 되었는데 원하던 다인실이 꽉 차는 바람에 울며 겨자 먹기로 1인실, 2인실로 입원하는 경우도 있다. 그렇게 입원해서 암 진단을 위한 조직검사와 CT 등 영상검사들을 하고 그 결과가 나오기까지는 또 일주일이 걸리니 결과적으로 환자가 "당신은 암 환자로 확진되었습니다(조직검사에서 암으로 확진되었습니다)"라는 진단을 받을 때까지 최소

2주는 걸리는 셈이다. 그게 끝이 아니다. 그때부터 다시 진행 정도 또는 전이 여부를 알기 위해 추가 검사를 처방하고 진행하면 그 결과가 나오기까지 다시 일주일이 필요하다. 공휴일이라도 껴버리면 환자는 그 사이에 암이 더 진행되는 것은 아닐지 애가 탄다.

드디어 암 진단을 마쳤는데 다학제가 없다면, 내과 의사는 수술 유무를 판단해서 수술이 가능할 것 같으면 외과에 협진을 보낸다. 얼마 후 협진이 되긴 했는데 한 달 후에나 수술 일정이 잡힌다. 그나마도 외과 전문의의 경험과 시각에서 수술은 불가능하다고 결론지어지면 다시 내과로 돌아와 항암치료를 하거나, 방사선치료를 위해 방사선종양학과에 협진을 내야 한다. 시간이 많이 소요될 뿐더러 행간을 읽지 못해 소통 오류가 발생하기도 한다. 짧은 글로 전달되는 협진 체계하에서 첫 주치의가 내린 판단과 의도를 새롭게 환자를 만나는 협진 의사가 오롯이 공유하기 힘든 것이다. 특히 항암치료나 방사선치료처럼 다른 치료를 받고 있던 환자가 수술을 할 수 있을지 판단하는 것은 현재 질환 상태보다 질환이 변화되어온 과정이 더욱 중요하기 때문에 짧은 진료 시간 내에 결정을 내리는 것은 위험할 수도 있다.

패스트 트랙은 이 과정의 문제점을 해결하고, 다학제의 본래 의도대로 '순차적'이 아닌 '동시다발적' 진료를 통해 환자에게 최선의 결과를 안겨주도록 의도되었다. 패스트 트랙이라는 딱지가 붙은 환자는 빠르게 입원하고 필요한 검사들을 신속하게 진행할 수 있다. 최소 1주 이상 걸리던 검사들을 최우선 순위로 놓아 48시간 안에 이루어질 수 있는 시스템을 세운 것이다. 뿐만 아니라, 패스트 트랙에 등록된 암환자는 조직검사 후 병리 결과도 48시간 안에 확인할 수 있게끔 만들었다. 이 시스템은 환자에게 절대적으로 유리하지만, 사실 많은 병원 직원들의 희생을 담보로 했고 기존 방식을 갈아엎는 파격적인 변화가 필요했다.

열심히 노력한 부분들은 인정하지만 희생이니, 파격이니 그리도 생색낼 만큼 대단한 일인가? 그저 병실 몇 자리 비워놓고 내시경 두어 명 몫을 마련하면 되는 간단한 문제 아닌가? 실상 우리 병원의 이름 모를 직원들을 위해 훨씬 더 많은 생색을 내기에도 이 지면이 부족하다. 예를 들어 예약이 다 찬 내시경실에 패스트 트랙 환자를 겨우 끼워 넣어 조직검사를 하면, 바로바로 병리검사를 위해 병리과로 옮겨주지 않는다. 하루에 100명의 조직검사를 한다면 100번의 이송이 필요하다는 뜻인데, 이를 매번 옮기는 건 당연히 비효율의 극치이다. 오전, 오후 2회, 또는 3회 등 이송 일정이 이미 정해져 있고, 때로 금요일 오후에 검사가 완료되면 주말 동안 냉장 보관되었다가 월요일에나 병리과로 옮겨지기도 한다. 보관된 조직이 병리과로 옮겨지면 드디어 결과가 나올까? 이송된 조직을 정리, 분류해 수기로 약품 처리를 하고 슬라이드를 제작하는 담당 직원이 업무를 마치면 드디어 병리과 교수가 현미경을 통해 판정을 내린다. 쌓여 있는 슬라이드가 많으니 직접 보면서 결과를 녹음기에 구술하기도 한다. 이제는 그 녹음 파일을 의무기록으로 옮겨 적는 타이프라이터의 차례다.

검사 결과 하나만이라도 빨리 나오게 하려면 이러한 업무들을 담당하는 부서 직원들이 모두 다학제 시스템을 공유하고 이를 위해 뒷받침해주어야만 한다. 일정에 없던 검사와 업무가 예상치 못하게 불쑥 끼어드니 앞서 말한 비효율의 극치를 감내해야 한다. 매일 입퇴원을 관리하는 원무과 직원들은 패스트 트랙용 병실을 늘 염두에 둬야 한다. 응급실 담당 교수와 전공의들, 예상 못한 입원 결정에 부랴부랴 병실을 정리하고 패스트 트랙 환자를 맞이해야 하는 병동 간호사와 이송 직원들, 이 모든 과정을 구상하고 체크하는 코디네이터, 환자 에스코트 서비스, 암 통계 관리자 등 전방위에 걸쳐 큰 변화가 필요했다.

이는 단지 암 환자의 빠른 진료를 위한 부분적인 변화가 아닌, 병원 시스템 전체를 수정해야 하는 상황이었다. 다학제를 시행하기 전과 후의 병원은 DNA 자체가 바뀌는 과정을 거쳐야 했다. 일반 기업처럼 병원 역시 관성이 큰 기관이기 때문에 변화에 대한 특별한 노력과 의지가 없다면 좀처럼 움직이기 힘들다. 대형 병원일수록 더 그렇다. 작은 움직임에도 엄청난 에너지가 들어가고 기존의 시스템을 조금만 수정해도 여러 교수들, 직종들 사이의 이해관계가 틀어지기에 받아들여지기 쉽지 않다. 하루에도 수많은 환자가 오는 병원에서 의사들은 저마다 '내 환자'가 가장 중요할 수밖에 없는데, 암 환자를 우선으로 하는 병원 시스템이 실행된다면 어떻게 쉽게 받아들이겠는가. 특히 암 외에 다른 질환을 진료하는 과들의 불만과 반발에 대해 미안한 마음뿐이다. 병원 경영진의 과감한 결단, 여러 교수들의 동의 그리고 모든 직원들의 희생과 노력이 없었다면 이 모든 건 이루어질 수 없었을 것이다.

전홍재 교수는 "만약 이 일을 한 번 더 해야 한다면 사양하겠다"고 고백한다. 다학제는 시작 당시 예측했던 것보다 훨씬 더 많은 에너지가 소모되었고 말 그대로 보통 일이 아니었다. 우리는 최소 1년 이상 '우리가 잘하고 있는지'를 끊임없이 체크해야 했다. 실제 암 환자들이 다학제를 통해 진료를 받기까지의 속도가 얼마나 빨라지고 있는지, 환자들의 만족도는 어떠한지, 문제점들은 무엇인지. 피드백을 주고받고 문제점을 개선하고 보완해 나가는 과정에 수반되는 일들은 엄청나게 많았다. 우리를 포함한 병원 모든 직원들의 도움이 필요했고, 업무 외의 시간을 활용하는 일도 부지기수였다.

지금은 시스템이 완전히 구축되어진 덕분에 모든 과정이 매끄럽게 진행되지만, 그 당시 이 시스템을 도입하고자 하는 병원에 불만을 가진 구성원들도 있었을 것이다. 처방이 내려져 해당 환자가 암 환자로 등록되고 패스트 트랙 표시가 붙으면 전산 확인 후 필요한 검사가 자동으로 진행되는 과정이 원활하지 못할 때도 있었다. 간호사들이 코디네이터처럼 환자를 일일이 안내하며 모든 과정을 함께하는 일도 잦았다. 그렇다고 이들에게 혜택이 주어지는 것도 아니다. 혜택은 고사하고 기존에 하던 일에서 업무가 늘어나는 것뿐이었다. 당연히 불만이 생겨날 수밖에 없는 상황에서 그저 돈을 더 많이 벌기 위해 구성원들을 힘들게 몰아치는 것이었다면, 직원들은 물론이고 우리 팀부터 받아들이지 못했을 것이다.

다학제를 위한 변화는 오직 암 환자들을 위한 것이었다. 시행착오가 많았지만, 점점 놀라운 결과들이 나타나면서 우리뿐 아니라 모든 사람이 이 변화에 기꺼이 동참해주었다. 지금도 그 보이지 않는 노력과 희생에 감사해 마지않는다. 우리가 함께 힘을 모아 소중한 생명을 살리고 연장하는 가치 있는 결과로 이어졌음에 더 없이 큰 기쁨을 느끼고, 충분히 생색낼 만하다고 확신한다.

02

아무것도 하지 않으면
아무 일도 일어나지 않는다

우리는 다학제 시스템을 점점 체계적으로 만들어갔다. 시스템을 지속적으로 발전시킬 수 있었던 이유는 운 좋게도 노력한 만큼 성과가 나타났기 때문이다. 우리가 다학제를 처음 시작한 날로부터 비교적 이른 시일 안에 좋은 결과를 맺지 못했다면 낙심과 좌절만 남았을 것이다. 초기에 병원에 요청한 지원들 역시 거절당했을 가능성도 있다. 병원 입장에서는 다학제가 홍보에 도움이 될 수는 있지만, 투자에 대한 리스크는 누구도 장담할 수 없으니 선택이 쉽지 않았을 것이다. 앞서 언급했듯 병원 경영 역시 회사의 그것과 다를 바 없으므로 우리가 다학제를 통해 어떤 변화와 이익을 가져오고 있는지 실질적으로 보여주어야만 이야기가 통할 수 있었다.

다행히 다학제는 환자들에게 기대 이상으로 좋은 반응을 얻기 시작했다. 자신 있는 전문 분야인 췌장암, 담도암을 중심으로 다학제를 운영했는데 이들은 국가 암 통계상 발생률 기준 주요암(위암, 대장암, 폐암, 유방암)에 해당되지 않는, 상대적으로 드문 암들이다. 고형암 중에서도 발병률이 비교적 낮지만 예후가 좋지 않아서 사망률은 가장 높다. 췌장담도암 다학제 진료를 시작한 지 3년 정도 지난 어느 날, 포괄적 암관리 위원회 회의에서 공개된 통계는 놀라웠다. 췌장담도암 환자들의 비율이 우리 병원 내에서 최고 순위로 올라갔을 뿐 아니라, 연 500건 정도의 췌장담도암 다학제를 시행하는, 그야말로 전국에서 가장 많은 췌장담도암을 진료하는 병원으로 우뚝 서게 되었다.

그러다 보니 자연스럽게 추가 인력과 시설에 대한 지원을 병원에 요청할 수 있었고, 그렇게 얻은 자원은 다학제를 더욱 풍성하고 공고하게 만드는 연료로 쓰였다. 여러 교수들이 진료가 모두 끝난 시간, 구석진 방에 모여 환자에 대해 논의하던 모습에서, 제대로 된 시스템을 갖추고 환자만을 생각하다 보니 국내 최고 수준으로 나아가게 된 것이다. 여러 시행착오에 바탕을 두고 업그레이드된 시스템은 이제 환자가 오면 코디네이터가 검사와 외래 일정을 모두 관리해 다학제 진료 전 필요한 모든 준비를 완료하도록 정착되었다. 쾌적하고 편안한 환경에서 환자와 가족, 의사가 함께 다학제 진료를 진행한다. 이렇게 시스템의 지원이 가능해지니 병원에서는 '다학제 진료란 환자를 위해 당연히 해야 하는 것'이며 모두 힘을 합쳐 이에 기여해야 한다는 인식이 자리 잡기 시작했다. 환자가 늘어나면서 진료실, 입원실, 치료실을 늘리는 조치가 필요했고, 이에 맞춰 시스템을 계속 업데이트한 결과 상급 종합병원의 평가 지표 중 하나인 중증도 질환 비율이 50% 이상으로 향상되었다.

어떤 이들은 다학제 진료가 그렇게나 어렵나 하고 갸우뚱해 할 수도 있다. 그러나 병원의 괄목할 만한 발전을 반영하는 지표와 수치들을 접할 때면 형언하기 힘든 감동을 느낀다. 다학제에 참여한 한 사람 한 사람의 노력이 얼마나 치열하고 간절했는지 잘 알고 있기 때문이다. 무엇보다 서로 다른 영역에서 열심히 달리던 사람들이 한 트랙에서 만나 같은 목표를 향해 경주하는 과정은 어려움의 연속이었다. 아무것도 하지 않았다면 일어나지 않았을 일들이 이제는 '일어난 일'이 되었다.

우리 다학제를 소개합니다

맹인모상(盲人摸象). 장님이 코끼리를 만진다는 뜻으로, 숲 전체를 보지 못하고 나무만 본다는 말과도 일맥상통한다. 앞서 현대 의학의 세분화, 전문화의 장단점에 대해 논한바 있다. 고도의 전문성은 한 분야를 깊이 탐구하고 지식과 소양을 갖추는 데는 적절하지

❘ 그림 1-3. 현대 의학의 세분화, 전문화는 장님과 코끼리에 비유됨 ❘

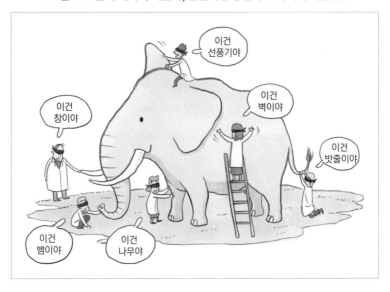

만, 장님과 코끼리 비유처럼 부분적이고 파편화된 지식으로 인해 전체 그림은 파악하기 어려워진다는 맹점도 있다. 암치료 분야는 더욱 그렇다.

췌장담도암이라는 코끼리의 전체 모습을 온전히 이해하고 해결하기 위해서는 부분 부분을 만지는 각 전문가들의 의견들을 조밀하게 배치해야 한다. 즉 소화기내과의 췌장담도내시경, 영상의학과의 정밀영상검사와 중재적 시술, 외과의 근치적 수술, 방사선종양학과의 방사선치료, 종양내과의 항암치료와 같은 다양한 무기들의 합이 잘 이루어져야 한다. 그런데 우리는 그동안 각자의 무기만을 예리하게 만드는 데 집중했다. 합을 통해 최고의 결과를 만들어내기 위해서는 내가 가진 날카로운 무기와 다른 전문가들이 가진 무기를 조합해보는 시도를 끊임없이 해야 한다. 담당의가 전체를 보지 못한 채 자신의 전문 분야에만 집중하는 경우 간혹 놓치는 부분 또는 간과하는 부분이 생기기 마련인데, 이러한 약점을 보완해주는 역할 역시 다학제의 몫이다.

우리는 이러한 다학제 고유의 장점에 더하여, 아예 암치료의 모든 과정을 다학제 진료를 중심으로 맞췄다. 다학제 진료 전에는 환자가 빠르게 검사 받고 입원할 수 있도록 준비 과정을 간소화하고, 다학제 진료 후에는 다학제에서 결정된 치료 계획을 효율적이며 유기적으로 진행할 수 있도록 정비했다. 이를 위해 병원의 수많은 직원들이 얼마나 수고했는지는 앞서 생색낸바 있다. 지금도 그들의 땀 냄새가 코 끝에 전해져 오는 것만 같다.

시스템이 구축되기 전의 암 환자 진료 과정은 그림 1-4처럼 묘사할 수 있다. Serial, 즉 순차적으로 여러 과를 돌아다녀야 하는 상황으로, 이에 대해서는 책 서두에 시간과 비용의 문제뿐 아니라 여러 과의 진료 결과가 달라 혼선을 빚을 수도 있음을 설명했다. 그림에서 아래 방향의 화살표는 각 과들의 진료를 본 후 협진 진행을 표시한 것으로, 3~4개 과의 진료만 보더라도 최악의 경우 4개의 서로 다른 일정이 필요하다. 즉, 치료 과정의 비효율을 환자가 감당하는 시스템이라고 할 수 있다.

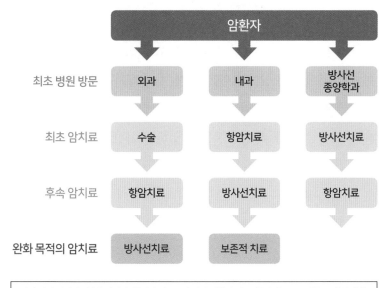

| 그림 1-4. 과거의 협진을 통한 순차적 전과 모델 |

암환자

최초 병원 방문	외과	내과	방사선 종양학과
최초 암치료	수술	항암치료	방사선치료
후속 암치료	항암치료	방사선치료	항암치료
완화 목적의 암치료	방사선치료	보존적 치료	

의사 결정 과정이 비효율적이며, 최적의 결론 도출이 용이하지 않고, 환자 만족도는 낮을 수밖에 없다.

그러나 다학제 진료가 정착되면 그림 1-5와 같이 환자가 자신의 질환에 따라 병원에 있는 어떤 의사를 찾아가더라도 관련된 모든 의료진을 한 자리에서 만날 수 있다. 우리는 병원에 새롭게 방문한 암 환자, 즉 초진 환자는 무조건 100% 다학제 진료를 적용하는 방침을 정했다(하지만 이 책을 쓰고 있는 현재, 췌장담도암 다학제가 연 500건가량 진행되면서 이 목표는 현실적으로 지속하기 어려워졌기에, 여러 수정된 방안들을 적용하고 있다). 외래든 응급이든 상관없이 처음으로 암 진단을 받은 환자라면 담당 주치의가 '다학제 진료'를 요청한다. 그러면 구축되어 있는 전산 시스템에 따라 해당 다학제에 참여하는 모든 교수들에게 요청이 전달되고, 교수들은 환자에 대한 지금까지 진행한 검사 결과와 치료 정보(CT, 혈액 검사, 의무기록 등)를 볼 수 있다. 이때 코디네이터는 해당 환자와 연락해 다학제 일정을 확인하고, 다학제 전 추가 검사가 있다면 완료되었는지 꼼꼼하게 체크한다.

우리 팀의 췌장담도암 다학제는 매주 화, 목 저녁에 두 번 진행한다. 협진 요청 후 특별한 문제가 없다면 가장 가까운 날짜로 일정을 잡는다. 한 번(하루)의 다학제에서 만나는 환자는 4~5명 정도로, 사전에 환자를 파악한 교수들이 한 자리에 모인다. 한 환자당 20분 이상에 걸쳐 논의를 진행하는데 초반 10분 정도는 환자가 동

| 그림 1-5. 현재의 다학제 진료를 통한 암치료 모델 |

```
                              암환자

최초 병원 방문      외과          내과         방사선
                                            종양학과

              암치료 전 모든 환자 대상의 다학제 진료

다학제 진료 후     수술         항암치료       방사선치료
최초 암치료

              최초 치료 후 두번째 다학제 진료

보조치료        항암치료       방사선치료       항암치료
```

석하지 않은 상태에서 환자를 브리핑하고, 이후 여러 과 의료진들이 치료 방향을 논의한다. 여러 의견이 논의된 후 몇 가지의 결론이 나면, 밖에서 기다리고 있던 환자와 가족이 들어와 함께 참여한다. 우리는 환자에게 암의 위치와 상태를 보여주고, 다학제를 통해 내린 결론에 대해 해당 과의 교수들이 차례대로 설명한 후 "우리는 최종적으로 이러한 방향을 잡았습니다"라고 이야기한다. 환자가 궁금한 점들을 의사에게 물어보고 치료 방침에 대해 충분히 확인한 후 계획에 맞춰 코디네이터가 다음 일정을 진행한다. 즉, 다학제 진료는 기존에 암환자들이 감당해왔던 치료과정의 비효율을 병원과 의료진이 감당하는 시스템이라고 할 수 있다.

가끔은 "가족 중에 항암치료를 받다 돌아가신 분이 있습니다", "방사선치료로 상태가 더 나빠졌다는 이야기를 들었어요" 등 직간접적인 경험과 두려움으로 인해 우리가 제안하는 치료를 탐탁지 않게 여기는 환자도 있다. 이 때문에 앞서 언급하였듯이 몇 가지의 결론을 마련해놓게 된다. 만약 다학제를 하지 않는다면 한번 수립된 치료 계획을 수정하기 위해 또다시 여러 과를 거쳐야 하기에 많은 에너지와 필요 없는 시간을 소비해야 한다. 즉, 한 자리에서 합의된 결론을 1안부터 2~3안까지 낼 수 있다는 점은 다학제만의 확실한 장점이다. 암환자들에게 시간은 금보다도 귀하다.

다학제 진료를 할 때 우리는 가능하면 환자의 가족들을 함께 참

석하도록 권유한다. 가족 역시 치료 방향에 대해 잘 알아야 환자를
더 잘 보살피고 도와줄 수 있다. 우리나라에서는 이러한 다학제 진
료가 암 환자에게 미치는 중요성을 인정하여 건강보험 급여 청구
가 가능하도록 제도를 마련했고, 암 환자는 암 관련 다학제 진료를
받을 때 산정특례 혜택을 받아 총 비용의 5%만 내면 된다.

다학제의 성공,
강렬한 첫 감동을 안겨준 담낭암 환자

우리가 처음 다학제 진료를 시작했을 때, 초기 췌장암 상태에
서 수술은 잘 받았으나 다른 부위에서 재발이 일어나 다시 찾아오
는 경우가 흔했다. 이미 당시의 학계에서는 전신 재발이 많은 췌장
암의 이러한 특성을 고려하여 췌장암을 국소질환(췌장에만 국한된)이
아닌 전실 질환(혈액, 림프관 등을 경로 삼아 몸 어디에라도 퍼지는)으로 간
주하고 접근해야 한다는 개념이 도입되고 있었다. 이는 췌장암의
완치를 위해서는 수술과 같은 국소치료는 물론, 전신치료인 항암
치료를 더해야만 한다는 뜻이다. 지금은 이러한 췌장암치료 개념
에 이의를 제기하는 전문가는 거의 없지만, 췌장담도암 다학제 진
료를 처음 시작했던 7년 전, 특히 아직 다른 과 교수진들과 충분한
친분을 쌓기 전이었던 그 당시에는 전홍재 교수의 주장이 조심스
러울 수밖에 없었다. 암에 대한 전신치료로 접근하는 항암치료를

강조하면, 자칫 수술 대신 항암치료로 환자를 유도한다는 오해가 일어날 수도 있다. 하지만 감사하게도 여러 과의 교수들과 대화를 통해 의견이 흔쾌히 조율되고 첫 환자부터 좋은 결과가 나온 덕에 이후의 다학제는 순조롭게 이어질 수 있었다. '이게 과연 가능할까?'라고 생각했던 것이 '된다!'라는 확신으로 이어지는 순간이었다.

우리나라에서 다학제 진료가 가장 활발하게 진행되는 암을 꼽으라면 단연 대장암이다. 대장암(결장암과 직장암)은 여러 과의 치료가 함께 진행되어야 하는 경우가 많으며 각자의 역할 분담과 치료 방향도 비교적 잘 정리되어 있어 협업을 하기에 꽤 조건이 좋다. 위암, 유방암도 비슷한 상황이다. 그러나 췌장암과 담도암으로 다학제 진료를 하는 곳은 흔하지 않은데 췌장담도암의 발병률이 높지 않아 환자 수가 적기도 하고, 여전히 명확한 표준 치료가 정해지지 않은 영역도 존재하며, 여러 진료과의 이해관계가 얽히면서 역할 분담이 애매한 이유도 있을 것이다. 앞에서도 말했듯 다학제를 진행하다 보면 각 과의 이해관계가 얽힐 때가 가장 조심스럽다. 우리 팀은 이때마다 최고 연장자인 소화기내과 고광현 교수께서 중립적으로 잘 조율해주신 덕에 많은 문제들을 해결할 수 있었다.

우리는 장벽이 많은 췌장담도암 분야에서 다학제를 통해 조금이라도 좋은 결과를 내보고 싶었다. 예후가 가장 나쁜 '췌장담도암', 진단과 동시에 포기해버리는 비율이 많은 이 나쁜 녀석들을 어떻게든 무력화시키고 싶었다. 그리고 드디어 첫 환자를 만났다.

2015년 12월, 아직 다학제 진료 시스템이 완벽하게 갖춰지지 않은 상태에서 찾아온 담낭암 환자는 아직도 생생하다. 건장한 체격에 차분한 모습으로 진료실을 찾은 버스 운전을 하는 분이었다. 가지고 온 다른 병원 검사 결과는 담낭암이 주변의 간과 복막으로 침범된 것처럼 보였다.

첫 환자의 다학제 진료가 있는 오후에 모든 교수들이 한 자리에 모였다.

"이 환자가 앞으로 우리 다학제의 모델이 될 것입니다."

고 교수의 선언에 우리는 어느 때보다도 진지하게 논의에 임했다. 환자의 상태는 생각보다 심각했다. 담낭에 생긴 암은 간에도 침범했고, 복막에도 여러 개의 암 덩어리가 있었다. 정상 수치가 38 U/ml 미만이어야 할 암표지자(CA19-9)는 무려 50000 U/ml을 넘는 높은 수치를 보였다.

"저 같은 경우는 수술이 어렵다던데… 수술이 가능할까요? 어떻게든 꼭 수술을 해보고 싶습니다."

요즘은 환자들도 정보를 쉽게 얻을 수 있는 세상이라 미리 알아보고 이야기하는 경우가 많다. 하지만 어떤 환자도 "수술은 힘들 것 같습니다"라는 말을 듣고 싶어하지는 않는다. 안타깝게도 정말 많은 환자들이 수술 여부를 치료 성공 여부와 동일시하곤 한다. 췌장담도암을 포함한 대부분의 고형암에서 수술을 통해서만 완치의 기회가 있다는 점을 환자들도 잘 알기 때문이다. 하지만 암치료에 있어서 더 중요한 것은 수술 여부만이 아니라 전체 치료의 결과이다. 수술을 통해 완치 기회를 가질 수 있는 환자에게는 당연히 이 기회를 제공하는 것이 맞지만, 수술 후 재발의 위험성이 뻔히 보이는 환자를 섣불리 수술하고 결과적으로 수술하지 않았을 때보다 더 나쁘게 만드는 상황은 막아야 한다.

　췌장담도암의 수술은 외과 영역에서 가장 난이도가 높고 수술 후 회복에도 상당한 시간이 필요하다. 일부 환자는 "죽더라도 수술은 해보고 싶다"고 말하지만, 그 의견을 참고하되 무조건 따라줄 수는 없다. 수술 후 암이 재발하면 결국 4기 암이 되고 수술 후 회복이 덜된 경우는 오히려 추가적인 치료를 받지 못하고 우리 곁을 더 빨리 떠나야 할 수도 있다.

　"기술적으로는 수술이 가능하지만 재발 가능성이 매우 높습니다. 따라서 항암치료로 먼저 반응을 본 다음 신중하게 수술을 결정하는 것이 나을 것 같습니다."

이 책에서 반복해서 말하는 다학제의 장점은 의사 한 명의 말이 아닌, 여러 사람이 모은 종합적인 의견을 전달할 수 있다는 것이다. 때문에 보다 설득력 있고 환자에게 신뢰도 줄 수 있다. 여러 과의 교수들이 환자 상태를 구체적으로 설명하고 최종 결론을 이야기하면 대부분의 환자가 이를 납득하고 우리가 최선이라고 결론 내린 치료 방법을 따라온다. 그만큼의 책임감과 부담감이 따르는 것도 사실이다.

"수술은 성공과 실패의 문제가 아닙니다. 지금 환자의 담낭암은 기술적으로 잘라내는 수술 자체는 가능하지만 암이 간을 침범해 간에 있는 주요 혈관까지 침윤해 있는 상태입니다. 사진에서 보이는 것보다 훨씬 더 깊은 곳까지 암이 침투해 있다는 뜻이죠. 병기로 얘기하면 3~4기에 해당합니다. 수술을 하면 간의 70%를 절제해야 합니다. 물론 간은 잘라내도 재생되지만, 재생 과정에서 성장인자가 분비될 때 암이 같이 커질 수 있다는 위험 요소도 있습니다. 또한, 중요 혈관 침윤을 통해 눈에 보이지 않는 암세포가 전신적으로 퍼져 있을 가능성도 있습니다. 성공적으로 수술을 한다 해도 5년 생존율이 5%밖에 안 되고, 재발 가능성도 매우 큽니다. 재발할 것이 뻔한 상태에서는 수술하지 않습니다. 재발하면 4기입니다. 그러니 종양내과에서 항암치료를 시작해서 암의 치료 반응을 본 후 신중하게 수술에 들어가는 게 좋겠습니다."

담낭암은 원격 전이가 잦다. 수술 부위에서 암이 재발하는 것이 아니라 몸의 다른 부분에 숨어 있다가 나타난다는 뜻이다. 담낭암의 원격 전이 재발률은 85% 정도로 높은데, 환자의 상황 역시 수술은 비교적 쉽게 진행할 수 있지만 영상검사로 확인되지 않을 정도로 작은 숨어 있던 암의 씨앗들이 올라올 가능성이 높기 때문에 쉽게 수술을 선택할 수가 없었다.

처음 다학제에서 논의할 때는 의견이 분분했다. 수술과 항암치료 외에 다른 어떤 선택지가 있을까? 방사선종양학과는 방사선치료에 대한 의견을 제시했지만 국소치료인 방사선을 통해 암의 크기를 줄이더라도 역시 숨은 암이 올라올 위험이 높았다. 치열한 논의 끝에 우리는 전신치료인 항암치료를 통해 전체적으로 암을 줄이고 경과를 본 후 수술 여부를 결정하기로 했다. 실제로 담도암 계열의 암들(담낭암, 간내담도암, 간외담도암 등)은 모두 당시 젬시타빈과 시스플라틴 병합요법으로 항암치료를 진행했는데 담낭암의 치료 반응률은 37.2%로, 담도암 전체의 평균 반응률인 26.1%에 비해 높은 편이다. 환자는 수술을 간절히 원하던 처음 모습을 내려놓고 우리의 의견을 따랐다.

두 가지 약제를 조합한 항암치료가 시작되었다. 평소 건강했더라도 항암치료를 받으면 조금씩 몸과 마음이 약해지기 마련인데, 환자는 묵묵히 잘 따라주었다. 3개월 후 중간 평가 결과 다행히 50% 이상 암이 줄어들고 50000 U/ml이 넘던 암표지자 수치도 정상화되었다. 이는 곧 담낭뿐 아니라 전신에 숨어 있는 암 씨앗들 역시 높은 확률로 제거되었다는 의미였다. 다음 사진을 보면 암 크기가 확연히 줄었음을 알 수 있다.

┃ 그림 1-6. 항암치료 전.후의 CT 사진 ┃

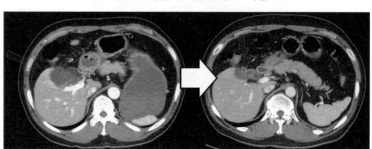

우리는 환자의 수술 여부를 논의하기 위해 두 번째 다학제를 진행했다. 외과에서 "이제 수술을 해볼 수 있을 것 같습니다"는 의견을 내자, 환자는 기쁜 나머지 눈물을 글썽거렸다. 우리 역시 다학제의 첫 환자다 보니 결과가 좋아 울컥한 마음이 들었다. 걱정했던 것보다 암 주변은 상당히 깨끗했고, 최초에 보였던 복막 침범소견도 모두 사라졌다. 간 침범 소견도 많이 호전되어 큰 문제 없이 수술을 마칠 수 있었다.

환자는 비교적 젊고 건강한 편이었다. 무엇보다 치료에 대한 강한 의지까지 갖추고 있었던 덕분에 우리 다학제 팀도 적극적으로 임할 수 있었다. 처음 병원에 왔을 때만 하더라도 무조건 수술을 하고 싶어 했지만 우리의 의견에 잘 따라주었다. 단기적 목표가 아닌 장기적 관점에서 '수술을 하더라도 재발하지 않는 수술'에 목표로 두었기 때문에 결과는 더 좋았다. 총 항암치료 3개월, 수술, 다시 추가 항암치료 3개월로 치료가 진행되었다. 그리고 5년이 지난 지금까지 재발 없이 잘 지내고 있다.

첫 환자의 사례가 우리에게 큰 의미로 다가오는 것은 우리가 시도하는 방법들에 대해 자신감을 가지게 된 계기가 되어주었기 때문이다. 여러 의견이 분분하며 충돌하기도 했지만 결과적으로 췌장담도암 다학제의 첫 번째 성공 사례를 경험함으로써 여러 치료 방법들을 자신 있게 선택할 수 있었다. 특히 담낭암이 항암치료의 반응률이 높다는 사실을 이 환자를 통해 다시 한번 확인할 수 있었다.

첫 성공 이후 항암치료에 대한 확신을 가지게 된 우리는 담도암에서 더욱 강력한 항암제의 필요를 느꼈고, 이후 젬시타빈, 시스플라틴에 '아브락산'이라는 새로운 항암제를 추가한 치료법이 좋은 초기 임상연구 결과를 보이자 이를 빠르게 도입해 담도암치료에 적용했다. 최신 치료법의 적극적인 도입과 최적의 치료법 선택은 좋은 결과들로 이어졌고, 더 많은 담도암 환자들이 우리 다학제 팀을 찾아오기 시작했다.

외로움에 맞서 함께 싸우는 사람들

암과 싸우는 환자 본인이 가장 외롭고 괴로움에는 틀림없지만, 의사 역시 환자 옆에서 외로운 싸움을 한다. 많은 의사들이 일정한 수준에 오르기까지 한 분야에서 십여 년이 넘도록 경험과 기술을 쌓지만, 인생은 마음대로 되지 않는다. 우리도 최선을 다해 치료하고 연구해서 그 결과를 적용해보지만 재발하는 암을 보며 회의감을 느낄 때가 종종 있다. 이런 일이 반복되다가 세월이 지나고 정년을 맞는 의사들 중에는 오랫동안 질병과 싸워 이긴 승전보를 울리는 모습도 있지만, 외로운 싸움에 지친 패잔병 같은 안타까운 모습도 있다. 다행히 다학제 진료는 이 외로운 싸움을 함께 해나가면서 보다 나은 결과에 따른 성취감을, 때로는 의도하지 않은 결과를 맞더라도 함께 패배를 곱씹게 해주는 통로가 되기도 하였다.

예후가 좋지 않은 췌장담도암치료에서 계속 좋은 사례들의 소식들이 전해지면서 우리 팀으로 전국 각지의 췌장담도암 환자들이 찾아오게 되었다. 주요 암이 아닌 췌장담도암 환자들이 이토록 많이 온다는 사실만으로도 힘이 났다. 실제로 치료가 될지 안 될지 모르는 암 환자들에게 "해봐야 알 것 같습니다"라고 방어막을 칠 수밖에 없던 상황에서 "그래도 한번 해봅시다"라는 희망적인 말을 할 수 있게 된 것은 다학제로 인해 우리 자신부터 크게 변화되었음을 의미했다.

┃ 그림 1-7. 국제학회에서 우리 췌장담도암 다학제팀의 치료 성적을 발표하는 모습 ┃

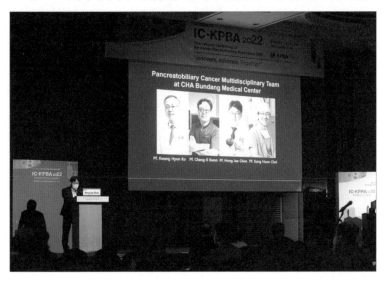

　다학제에 대한 정보가 많이 공유되면서 다학제 진료를 받고 싶어 하는 환자들이 많아지고 있다. 병원에서도 좋은 결과가 계속 나오니 다학제에 대해 전보다 호의적인 태도를 보인다. 그러나 보이지 않는 의료진과 직원들의 희생과 노력이 절실히 요구되는바, 그 고생을 누가 알아주지 않아도 결코 우리가 다학제 진료를 포기할 수 없는 건 역시 좋은 치료 결과 때문이다. 암이라는 무서운 병에 대한 좀 더 좋은 치료 결과는 우리에게 그 무엇과도 바꿀 수 없는 큰 보상이다. 아무리 환자들이 다학제 진료를 경험하고 의료진들의 수고에 감동하더라도 좋은 치료 결과를 얻지 못하면 감동은 무의미하다.

우리는 다학제 진료를 통해 병 앞에서는 더욱 겸손해지고, 환자 앞에서는 자신감을 얻었다. 수많은 노력과 시간, 일일이 언급하기에는 너무나도 많은 도움의 손길들 덕분에 암 환자의 치료 성적 향상이라는 목표를 실시간으로 이루어가고 있다. 다학제로 혜택을 보는 환자들과 더불어, 우리 역시 큰 혜택을 보고 있다. 생명과 관련된 진료 과들의 인기가 바닥으로 떨어진 의료 현실 속에서, 생명을 건지는 의사라는 정체성, 그 고귀한 가치들이 다학제 진료를 경험할 때마다 반복적으로 상기되며 우리를 격려한다.

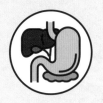

PART 2

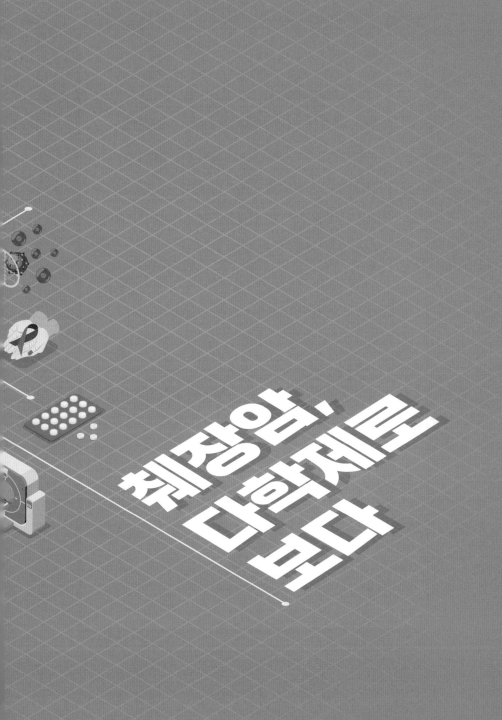

제잡아,
다학제를
보다

다학제가 췌장암에서 반드시 필요한 이유는 갈수록 수준이 높아지는 이 모든 의술들의 융합이 치료에 필수적이기 때문이다. 각 과에서 가진 최고의 무기를 다양한 방법으로 합쳐볼 기회가 마련되는 것이다. 그리고 그 결과를 함께 경험해볼 수 있는 자리 역시 다학제분이다. 다학제 진료가 아니라면 자신의 분야만을 이끌어가거나, 혹은 따라가기에도 바쁠 테니 다른 의사들이 어떤 연구를 하는지, 다른 분야에서 최근 주목받고 있는 의술이 무엇인지 관심을 가질 시간과 여력이 없다. 단언컨대 다학제의 유익은 환자와 참여하는 의료진 모두에게 명백하다.

01

불치병의 대명사 췌장암, 이를 극복하기 위한 '다학제 진료'

'췌장암' 하면 가장 먼저 연상되는 것은 무엇일까? 아마 많은 사람들이 '치료가 불가능한 암', '사망선고'를 떠올릴 것이다. 그만큼 췌장암은 환자들은 물론이고 의사들 사이에서도 불치와 같은 암으로 여겨지고 있다. 혁신의 선두주자로 한 시대를 이끌었던 '애플'의 스티브 잡스와 2002년 월드컵의 영웅인 유상철 감독은 모두 췌장암으로 생을 마감했다. 대중에게 슬픔과 충격을 알린 이들의 사망 소식은 췌장암의 무서움을 다시 한번 알리는 계기가 되었다.

불치병의 대명사, 췌장암

"나 췌장암이래."

"…뭐?"

　모든 것을 포기한 모습으로 말하는 여자와 그런 여자를 보며 아무 말도 하지 못하는 남자. 드라마나 영화 속에서 주인공의 말기 암 판정 시, 십중팔구는 췌장암이다. 췌장암은 암 중에서도 가

▌ 표 2-1. 주요 암발생 현황: 남녀전체, 2020 ▐

(단위: 명, %, 명/10만 명)

순위	암종 (2019년 순위)	발생자 수	분율	조발생률	표준화발생률
	모든 악성암	247,952	100.0	482.9	482.9
	갑상선암 제외	218,772	88.2	426.0	426.0
1	갑상선	29,180	11.8	56.8	56.8
2	폐	28,949	11.7	56.4	56.4
3	대장(4)	27,877	11.2	54.3	54.3
4	위(3)	26,662	10.8	51.9	51.9
5	유방	24,923	10.1	48.5	48.5
6	전립선	16,815	6.8	32.7	32.7
7	간	15,152	6.1	29.5	29.5
8	췌장	8,414	3.4	16.4	16.4
9	담낭 및 기타담도	7,452	3.0	14.5	14.5
10	신장	5,946	2.4	11.6	11.6

중앙암등록본부(2022년): 2020년 한 해 8,400명가량의 췌장암 환자가 발생했다.

*연령표준화발생률: 우리나라 2020년 주민등록연앙인구를 표준인구로 사용

장 치료가 어려운 불치병의 대명사이기 때문이다. 대장암이나 위암 등 다른 암일 때에는 힘겨운 수술을 통해 기적적으로 살아나거나, 영화적 상상력을 발휘해 기상천외한 방식으로 암을 이겨내기도 한다. 그러나 췌장암이 그렇게 표현되는 경우는 없다. 생존율이 낮기 때문이다.

우리나라에서 췌장암의 발생률은 2020년 기준 연간 8천 명 정도로, 한 해 새로 발생한 총 암 환자 24만 7천여 명의 약 3.4%에 해당한다. 우리나라에서 가장 흔하게 발생하는 암인 '갑상선암', '폐암', '대장암', '위암'이 각각 2만 6천~2만 9천 명 정도인 것에 비하

∥ 표 2-2. 주요 암종 5년 상대생존율 추이: 남녀 전체 ∥

%	■'93-'95 ■'96-'00 ■'01-'05 ■'06-'10 ■'11-'15 ■'16-'20								

	갑상선	폐	대장	위	유방	전립선	간	췌장	담낭 및 기타담도	신장
■'93-'95	94.5	12.5	56.2	43.9	79.2	59.1	11.8	10.6	18.7	64.2
■'96-'00	95.0	13.7	58.9	47.3	83.6	69.4	14.1	8.7	20.7	67.0
■'01-'05	98.4	16.6	66.9	58.0	88.7	81.0	20.5	8.4	23.1	73.7
■'06-'10	100.0	20.3	73.9	68.4	91.2	92.0	28.3	8.6	26.9	78.6
■'11-'15	100.2	27.6	76.1	75.9	92.8	94.2	34.4	10.9	28.8	82.6
■'16-'20	100.0	36.8	74.3	78.0	93.8	95.2	38.7	15.2	29.0	85.7
증감*	5.5	24.3	18.1	34.1	14.5	36.1	26.9	4.5	10.4	21.4

* 증감: '93-'95년 대비 '16-'20 암발생자의 생존율 차이

중앙암등록본부(2022년): 췌장암의 5년 생존율은 15%까지 상승했으나 다른 암종에 비해 여전히 낮은 편이다.

면 적은 편이다. 하지만 췌장암이 갖고 있는 8천 명이라는 숫자는 전체 암 발생률 8위로 결코 작지 않다.

주요 암종과 비교하자면 그 발생률은 상대적으로 낮지만 5년 생존율은 10% 정도에 불과하고, 병기가 높은 경우에는 5% 미만이다. 이렇게 불량한 예후는 췌장암을 불치병의 대명사로 만들었다.

다학제, 국소치료와 전신치료의 조화에 최적화된 시스템

드라마의 한 장면에서 보았듯, 우리는 "췌장암입니다" 하는 말을 들으면 '아, 저 캐릭터는 치료도 못 해보고 곧 죽는구나'라고 생각한다. 잘 알려진 것처럼 췌장암의 가장 큰 특징 중 하나는 '초기가 거의 없다'는 것이다. 운 좋게 초기에 발견하여 수술을 했다 하더라도(암을 떼어냈다고 하더라도) 70~80%의 환자에게서 재발이 일어난다. 이는 조기 발견한 대장암이나 위암이 수술 후 재발률이 매우 낮은 것과 상반되는 췌장암만의 특성이다. 췌장암에서 '초기' 또는 '조기'라는 표현이 매우 조심스러운 것도 이러한 이유 때문이다.

췌장암에 대해 우선적으로 알아두어야 할 점은 '전신 질환'의 성격이 강하다는 것이다. '전이를 매우 잘하는 특성'을 가진 탓에 수술만으로는 완전하게 치료하기 어렵다. 암이 있는 부분을 수술로 떼어내거나 방사선으로 치료하더라도, 눈에 보이지 않는 암의 씨앗들이 혈관이나 림프선을 타고 다른 곳에 도달해 있다면 국소 치료(눈에 보이는 곳만 치료하는 수술이나 방사선치료 등) 단독으로는 완치되기 어렵다. 이미 퍼져버린 암의 씨앗은 어디서든 다시 자라날 수 있다.

이렇듯 조기에 전이를 잘하는 췌장암의 특성과 더불어 췌장 주변에 위치한 중요한 혈관들을 침범한 경우 췌장암은 그 크기가 작아도 수술이 불가능한 경우가 많다. 또한 췌장암은 다른 장기들과 달리 췌장을 둘러싸고 있는 피막이 얇아 암세포가 밖으로 빠져나

┃ 그림 2-1. 전이성 췌장암(4기 췌장암) ┃

췌장암은 생물학적 특성과 주변 환경적 특징으로 인해 쉽게 전이된다.

오기도 쉽다. 문제는 이러한 소견들은 눈에 잘 보이지 않을 정도의 미세한 환경에서 일어나는 경우가 많아 정밀영상검사들로도 확인이 어려운 경우가 많다.

만약 췌장암이 발견되었다면 영상검사에서 보이는 것 외에 눈에 보이지 않는 세포 단위의 암이 진행할 가능성도 염두에 두고 접근해야 한다. 눈에 보이는 소견들을 바탕으로 하되 그 이면에 도사리고 있는 일들을 최대한 유추해보는 노력이 필요하다. 췌장암에는 이러한 접근이 무엇보다 중요하다. 마땅히 관련된 여러 분야의 전문가들이 모여 최적의 치료 전략을 도출하기 위해 머리를 맞

▎ 그림 2-2. 췌장 주변에는 중요한 혈관들이 많아 암의 침범이 흔하므로 수술이 어려운 경우가 많다 ▎

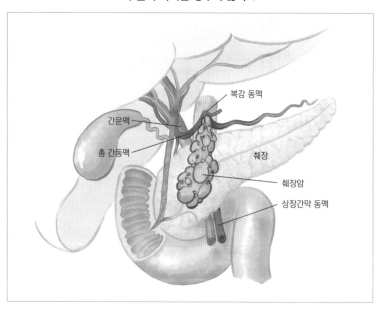

대야 하는 이유다.

　최근 췌장암에서 전신치료인 항암치료의 효과가 놀랍게 향상되면서 강력한 전신치료(항암치료)와 국소치료(수술, 방사선치료)의 결합을 통한 치료 성적이 좋아졌다. 하지만 최신형 무기들이 나왔다고 해서 무분별하게 사용하는 일은 있을 수 없다. 철저하게 분석된 자료들을 바탕으로 적합한 무기를 적절한 시기에 사용할 수 있어야만 한다. 여기서 다학제 진료의 진가가 드러난다. 다학제야말로 국소치료와 전신치료를 비롯한 여러 치료를 조합하기에 최적화된 진료 시스템이기 때문이다.

췌장암 다학제의 실제

　췌장암 환자가 100명 있다면 초기로 판단되어 수술이 가능한 환자는 20%도 채 되지 않는다. 나머지 80%가 넘는 환자들은 항암치료를 받더라도 1~2년을 넘기지 못한다. 운이 좋은 20%의 환자만 수술을 받을 수 있지만, 수술을 해도 70~80%의 환자들은 결국 재발을 경험한다. 이렇게 나쁜 췌장암의 예후는 수십 년째 크게 변하지 않고 있다. 최근 항암제가 발전하면서 조금씩 나아지고 있으나 아직 갈 길이 멀다. 다른 암에서 큰 효과를 보이는 항암제도 췌장암에서는 크게 반응을 보이지 않는 경우가 많다.

다학제가 췌장암에서 꼭 필요한 이유는 갈수록 수준이 높아지는 이 모든 의술들의 융합이 치료에 필수적이기 때문이다. 각 과에서 가진 최고의 무기를 다양한 방법으로 합쳐볼 기회를 갖게 되는 것이다. 그리고 그 결과를 함께 경험해볼 수 있는 자리 역시 다학제뿐이다. 다학제 진료가 아니라면 자신의 분야만을 이끌어가거나 혹은 따라가기에도 바쁠 테니 다른 의사들이 어떤 연구를 하는지, 다른 분야에서 최근 주목받고 있는 의술이 무엇인지 관심을 가질 시간과 여력이 없다. 단언컨대 다학제의 유익은 환자와 참여하는 의료진 모두에게 명백하다.

췌장암 다학제가 가장 빛을 발할 수 있는 환자들은 '중간 병기'에 속해 있는 이들이다. 많은 고형암(위, 대장, 폐, 췌장, 담도 등)들은 수술을 통해서만 완치를 기대할 수 있다. 그러나 모든 고형암 환자들에서 수술이 가능한 것은 아니다. 병이 원발 장기에만 머물러 있어 수술이 가능한 초기의 환자도 있지만 병이 이미 많이 진행되는 바람에 다른 장기로 전이가 된 4기 환자들도 있다. 중간 병기의 환자란 이 둘 사이에 있는 상황으로, 아직 다른 장기까지 전이는 되지 않았지만 암이 크거나 주위 조직을 침범하여 수술을 하기에는 어려운 상태의 환자들이다. 췌장암이나 담도암은 중요 혈관을 포함한 복잡한 구조들에 둘러싸여 있어 전문가들 사이에서도 치료 방향에 대한 의견이 엇갈릴 수 있다. 정말 종이 한 장의 차이로 수술이 가능하기도, 불가능하기도 하다. 그래서 환자들이 어느 진료과 어떤 의사를 찾아가느냐에 따라 치료법이 완전히 달라질 수 있다.

우리 다학제 진료는 이렇게 막막하기만 했던 췌장암 환자들에게 새로운 방향을 제시해왔다. 한 사람의 전문가가 놓칠 수 있는 부분을 다른 전문가들이 보완하여 치료 과정에서 생길 수 있는 오류를 최소화한다. 그중에서도 중간 병기 췌장암의 경우 다학제 진료 후 먼저 항암치료나 방사선치료로 암의 크기를 줄인 다음 수술이 가능해진 경우가 많아지고 있다. 이는 한 명의 전문의로는 할 수 없는 일이어서 일반적으로 수술 불가 소견을 받게 되는 환자들이 선 치료 후에 수술이 가능한 수준이 되어 수술을 무사히 받고 완치까지 이르는 경우를 점점 더 많이 목도하게 되었다. 이런 결과는 오직 다학제 진료를 통해서만 효율적으로 구현할 수 있다고 믿는다. 이 책을 보시는 환자나 가족들에게 용기가 되기를 바라는 마음으로, 실제 환자들의 췌장암을 이겨낸 사례를 나누고자 한다.

사례

평소 꾸준한 운동과 더불어 건강에 신경을 많이 쓴 덕에 문제 없는 일상을 누리는 한 가장이 있었다. 그런데 50세가 되던 해의 어느 날, 소변이 갈색으로 진하게 나오는 것이다.

'왜 이러지?'

남들은 별일 아닐 거라 여길 수도 있었을 테지만 평소 건강에 신경을 써왔던 터라, 곧장 집 근처의 병원으로 향했다. 몇 가지 검사를 마친 후 "담도가 막혀 황달이 생겼고 추가 검사가 필요하니 큰 병원에 가셔야 할 것 같다"라는 이야기를 듣고 우리 병원을 찾아왔다.

"췌장암입니다."
"…네?"

말을 잇지 못하는 환자는 당황한 기색이 역력했다.

"혹시 담도암은 아닌가요?"

간신히 입을 뗀 그는 이미 자신에게 찾아온 갈색 소변이라는 증상이 담도암을 앓았던 친형이 먼저 겪었던 증상이라며, 자신 역시 혹시 담도암이 아닐까 생각했다고 한다.

"췌장의 머리 부위에 암이 생겨 담도를 막았고, 담도암과 비슷한 증상인 갈색 소변과 황달이 나타난 겁니다. 췌장은 머리, 몸통, 꼬리로 구분되는데, 머리에 종양이 생기면 담도가 눌려서 담즙 흐름에 영향을 주게 되어 황달이 나타나거든요."

할 말을 잃고 멍하니 있던 환자가 마음을 다잡고 물었다.

"제가 뭘 하면 되겠습니까?"

다학제 진료 당일, 우리는 완료된 검사 결과들을 검토하며 논의했다. 늘 그렇듯 환자를 만나기 전에 의료진들이 먼저 검사 결과를 토대로 최적의 치료 방침과 차선책들을 마련해놓았다. 환자와 가족들이 진료실로 들어오고, 본격적으로 다학제 진료가 시작되었다.

 영상검사 결과를 설명하는
영상의학과 김대중 교수

| 그림 2-3. 영상검사 소견 |

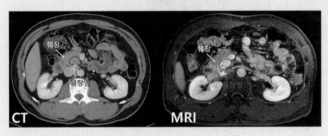

CT(좌)와 MRI(우) 상 췌장머리에 2cm 크기의 종양이 발견되었다.

"영상검사 결과, 환자의 복부 CT와 MRI에서 췌장에 2cm 정도 크기의 종양이 관찰되는데요. 췌장암으로 보입니다. 췌장 주변의 혈관에 약간의 침범 소견이 관찰되지만 다행히 다른 장기로의 전이는 보이지 않습니다."

 내시경 검사와 치료를 맡은
소화기내과 권창일 교수

┃ 그림 2-4. 내시경 초음파와 조직검사 모습 ┃

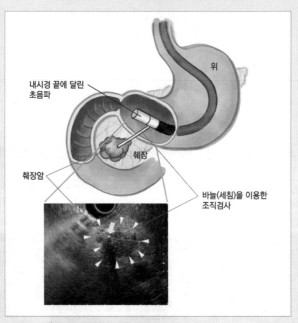

내시경 끝에 달린
초음파

위

췌장

췌장암

바늘(세침)을 이용한
조직검사

좌: 내시경 초음파를 통한 췌장암조직검사 우: 내시경 끝에 달린 초음파를 통해 췌장암(화살표 머리)을 확인한 후 내시경을 통해 바늘(화살표)이 나와 췌장암을 관통하여 조직검사를 하는 모습

"내시경 초음파 검사를 시행했고, 초음파에서 췌장암에 합당한 소견을 보여 작은 바늘을 이용해 조직을 성공적으로 채취했습니다. 췌장암은 암 자체가 딱딱하고 황달 수치가 너무 높아 빠른 담즙 배액을 위해 담도 배액관으로 코팅 금속 스텐트를 사용하였습니다. 외과 선생님께 추후 수술 범위에 대해 문의한 뒤에 수술에 방해되지 않는 위치에 잘 고정했습니다. 덕분에 황달도 빨리 빠지고 있습니다. 황달 수치가 빨리 좋아지면 이후 시행하는 본격적인 암치료에도 큰 문제가 생기지 않을 겁니다."

조직검사 결과를 설명하는
병리과 김광일 교수

┃ 그림 2-5. 현미경을 통해 본 조직검사 소견 ┃

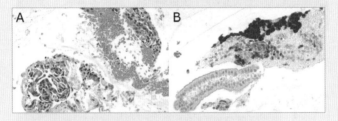

"소화기내과에서 보내온 조직을 만성 췌장염이나 다른 종양과 구별하기 위해 특수 염색을 통한 조직검사를 시행했습니다. 안타깝지만 전형적인 췌장암 중 하나인 선암이 맞습니다."

PET 결과를 설명하는
핵의학과 장수진 교수

"현재 PET 검사상(그림 2-6의 좌측 그림) 췌장의 머리 부분에 밝게 보이는 부분이 암으로 보입니다. CT 검사(그림 2-6의 우측 그림)에서 의심되는 췌장암 소견과 일치합니다. 다행히 췌장 외에 다른 장기로 전이된 소견은 보이지 않습니다."

┃ 그림 2-6. PET 검사와 CT 검사 ┃

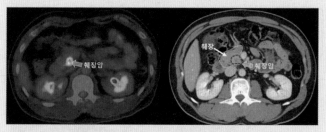

CT(우)에서 췌장암으로 의심되는 병변을 PET(좌)검사를 통해 종양의 대사 활성도와 다른 장기로의 전이 여부를 확인하다.

수술을 담당하는
간담췌외과 최성훈 교수

"안타깝지만 췌장암으로 확진되었습니다. 다행히 진행된 상태는 아니고 크기가 작아 수술도 가능할 것 같으니 충분히 완치를 목표로 할 수 있습니다. 다만 종양이 주변 혈관과 맞닿아 있어 주변의 모세혈관이나 신경, 림프관의 침범이 충분히 있다고 판단되는 상태입니다. 재발률이 상당히 높을 것으로 보입니다. 수십 년간의 데이터를 살펴보았을 때, 수술만으로는 좋은 결과를 기대하기 어렵습니다. 하여 눈에 보이지 않는 세포들을 우선적으로 치료하여 암의 크기를 최대한 작게 만들고 혹시라도 혈관으로 빠져나갔을 수 있는 암 씨앗들을 없앤 다음 근치적 수술을 하는 것이 바람직합니다."

| 그림 2-7. 본 환자의 췌장암 위치 |

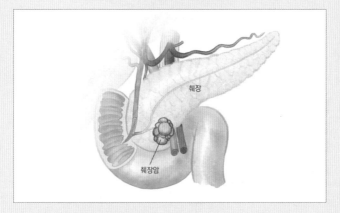

크기는 작으나 중요혈관에 맞닿아 있다.

방사선치료 담당
방사선종양학과 임정호 교수

"종양을 줄이기 위한 방사선치료는 몸에 상처를 내지 않고 할 수 있는 국소치료입니다. 수술이 불가능하거나 수술 후 남은 종양이 있을 때, 국소적으로 재발한 암에 대해 해볼 수 있습니다. 예전에는 수술 전에 췌장암의 크기를 줄이기 위해 방사선치료가 많이 시행됐지만, 췌장암이 전이를 잘하니까 최근에는 전신치료인 항암치료를 먼저 시도하는 추세입니다. 물론 항암치료를 원치 않는 환자들에게는 방사선치료가 하나의 대안이 될 수도 있고요. 한 번 치료받는 시간은 10분 정도고, 월요일부터 금요일까지 매일 5주간 총 25회 시행하는 일정입니다.

┃ 그림 2-8. 방사선치료 모습 ┃

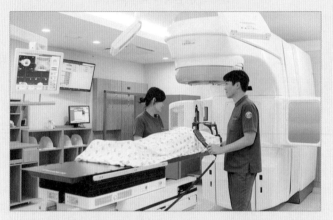

 항암치료를 담당하는
종양내과 전흥재 교수

"췌장암은 단순하게 접근해서는 좋은 결과를 얻기 힘듭니다. 종양의 크기가 작고 위치 역시 췌장 내에 한정되어 있어 기술적으로는 수술도 먼저 고려할 수 있는 상태이지만, 현재의 위치에서는 주변 조직과의 관계상 재발률이 상당히 높습니다. 따라서 저희 팀은 항암치료를 먼저하고 치료 반응을 확인한 뒤 수술을 고려하는 것을 추천합니다. 항암치료는 체내로 주입된 약이 췌장암세포와 싸워 치료하는 건데요. 이 방법은 눈에 보이지 않는 미세전이 세포도 치료하면서 원발 부위에 있는 세포들도 함께 치료해 암 덩어리가 줄어드는 것을 기대할 수 있습니다."

 환자

"구체적이면서도 이해하기 쉽게 설명해주셔서 감사합니다. 사실 췌장암이라는 말을 듣고 이제 끝이구나 생각했습니다. 치료를 해도 결과가 좋지 않을 텐데 그냥 남은 시간 즐겁게 여행도 하고 맛있는 거나 먹고 지내다 갈까 생각한 게 사실입니다. 하지만 이렇게 여러 선생님들이 저를 위해 많은 고민을 해주시고 좋은 전략을 제시해주시는 것을 보면서 정말 큰 감동을 받았습니다. 다른 병원에서는 들을 수 없는, 병에 대한 정확한 상태를 알게 되고 나니 선생님들과 함께 한번 해봐야겠다는 자신감이 생겼습니다.

어젯밤까지만 하더라도 혼자 서러워서 울었습니다. 그냥 퇴원이나 해야겠다고 생각했는데 지금은 빨리 치료를 시작하고 싶은 마음뿐입니다. 그럼 저는 항암치료부터 받기 시작하면 되는 건가요? 항암치료는 어떻게 받으면 되나요?"

 종양내과 전홍재 교수

"그렇게 말씀해주시니 저희도 힘이 납니다. 췌장암에 쓸 수 있는 항암제가 별로 없다는 것은 옛말입니다. 요즘은 반응률이 높은 항암제가 많이 개발되고 있을 뿐만 아니라 좋은 결과들이 보고되고 있습니다. 특히 환자와 같이 췌장암이 주변 혈관과 맞닿아 있는 경우 선 항암 후 수술을 진행한 연구결과도 많이 보고되어 있어요. 현재 담도 스텐트를 넣은 후 황달 수치가 많이 호전되고 있지만 조금 더 떨어진 후에 항암치료를 시작해야 하니 며칠 더 기다립시다. 물론 그전에 항암치료를 위한 케모포트 삽입 등 필요한 준비를 하면 지체 없이 항암치료를 시작할 수 있을 거예요."

1차 다학제 진료를 마친 후, 환자는 3개월 동안 항암치료를 진행하면서 특별한 부작용 없이 예정대로 치료를 마쳤다. 그리고 다시, 수술 여부를 결정하기 위한 2차 다학제 진료가 열렸다.

2차 다학제 진료에 참석하는 대부분의 환자들이 '내 몸이 항암치료에 반응하지 않으면 어떻게 하지?', '그동안 오히려 암이 더 커졌거나 다른 곳에 전이가 됐다면?'과 같은 불안감에 잠을 설치고는 한다. 의사 역시 마찬가지다. 그러다 보니 2차 다학제를 통해 수술 진행 여부가 판가름 되는 순간은 환자와 의사 그리고 코디네이터 등 모두가 숨죽일 수밖에 없는 매우 엄중한 시간이다.

2차 다학제 진료가 시작되자 영상의학과 김 교수가 결과를 설명하기 위해 자리에서 일어났다. 환자와 가족은 잔뜩 긴장된 얼굴로 그를 쳐다보았다. 하지만 잠시 후 환자와 가족의 얼굴에서는 걱정이 사라지기 시작했다. 김 교수를 바라보는 전 교수의 얼굴을 보았기 때문이다. 1차 다학제 진료 이후 항암치료를 담당했던 전 교수의 얼굴은 확신으로 가득 차 있었다.

항암치료란 무턱대고 50 대 50이라는 우연한 확률을 기대하는 치료가 아니다. 중간 반응평가를 위한 CT 촬영은 물론이고 암 표지자 검사를 비롯한 혈액 검사, 환자의 순응도 등 여러 상황을 통해 일정 수준의 결과를 예상하면서 진행한다. 전 교수는 중간에 시행한 CT와 암표지자 검사에서 예상했던 반응을 시사하는 결과들을 이미 확인했고, 예상은 보기 좋게 적중했다.

 영상의학과 김대중 교수

"종양의 음영과 주변의 변화를 보면 이전에 비해 약 50% 정도로 줄어들었습니다. 혈관과 맞닿아 있었던 부분도 많이 떨어진 것 같습니다. 역시나 다른 장기로의 전이 소견은 관찰되지 않습니다."

┃ 그림 2-9. 항암치료 전·후 CT 검사 ┃

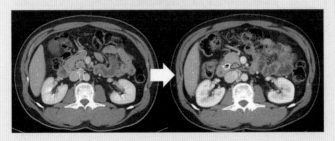

좌: 진단 당시 췌장머리(노란색 실선)에 발생한 췌장암(빨간색 점선), 우: 항암치료 후 크기가 줄어든 췌장암(빨간색 점선)

김 교수의 말은 항암치료의 효과가 좋아 수술을 진행해도 괜찮겠다는 의미였다. 그렇게 환자는 항암치료를 무사히 넘기고 수술을 시도하는 것으로 결정되었다. 애써 태연한 척 노력하던 환자와 가족들의 눈에서 쉴 새 없이 눈물이 흘러나오기 시작했다. 그 자리를 함께 지킨 의료진들 역시 감동적이기는 마찬가지였다. 환자와 가족은 한동안 아무 말도 꺼내지 못한 채, 서로를 다독이며 안도와 기쁨이 담긴 눈물로 대화를 대신했다. 어느 정도 진정이 되자 다른 교수들이 설명을 이어나갔다.

소화기내과 권창일 교수

"스텐트도 아직 기능을 잘 하고 있으니, 스텐트 교체 없이 수술을 진행하면 되겠습니다."

종양내과 전홍재 교수

"이제 바통을 최 교수님께 넘기겠습니다. 그동안 정말 고생 많으셨습니다. 물론 또 하나의 큰 산이 기다리고 있지만 항암치료를 잘 받아오셨던 것처럼 자신감을 가지고 진행하셔도 될 것 같아요."

"정말 축하드립니다. 처음 진단했을 때 바로 수술했다면 암이 중요 동맥과 접해 있어 개복이 필요했을 겁니다. 하지만 지금은 암이 있던 부분의 조직들이 많이 위축되었으니 개복하지 않고도 복강경이나 로봇 수술이 충분히 가능합니다. 혈관 절제 후 재건이나 신경 같은 조직들을 광범위하게 제거해야 하는 경우에는 개복술로 하는 것이 유리하지만, 환자분과 같이 수술 범위에 차이가 없는 경우에는 복강경이나 로봇수술이 빠른 회복이라는 장점이 있어요. 빠른 회복은 추후 추가로 항암치료를 해야 하는 상황에도 큰 도움이 됩니다."

환자는 무사히 로봇을 이용한 췌장두부십이지장 절제술을 잘 마치고 림프절 전이가 발견되지 않아 최종 1기로 진단받았다. 이후 무사히 회복하고는 3개월 동안 추가 항암치료까지 완주하였다. 현재 4년 동안 재발 없이 완치를 눈앞에 두고 건강하게 생활하고 있다.

다학제 진료에서는 환자와 가족이 의료진들이 제시한 치료 방향에 의문점은 없는지 확인하고 서로 조율하는 과정이 필수다. 의료진들이 제시한 의견을 환자가 받아들이기 어려울 수도 있는데, 이때를 대비해 차선책들도 준비할 필요가 있다. 의사와 환자의 일방적인 통보와 순종이 아닌, 설명과 협력이 우리 다학제 진료의 핵심이다.

02

췌장암의 애매한 증상

침묵의 암, 췌장암

췌장암은 문자 그대로 췌장에 생긴 암이다. 췌장을 구성하는 95%의 세포는 세엽세포(acinar cell, 선방세포라고도 함)이지만 정작 이 세엽세포에서 기원하는 암은 1% 정도로 매우 드물다. 췌장암의 대부분은 정상 췌장 조직의 2% 미만을 차지하는 췌장 효소를 밖으로 배액하는 역할을 하는 췌관 상피세포에서 기원한 암, 즉 '선암'이다. 이외에도 '육종암', '낭선암(물혹에서 진행한 암)', '악성 신경내분비 종양' 같은 비교적 드문 종류들이 있다.

췌장은 부위에 따라 '머리(두부)', '몸통(체부)', '꼬리(미부)'로 분류된다. 머리 부분에 발생한 암이 아니라면 병이 상당 부분 진행될 때까지 아무런 증상이 없는 경우가 많아 췌장암은 '침묵의 암'이라 불리기도 한다. 발병 원인은 명확하게 밝혀진바 없으나, 안타깝게도 정확한 원인을 알 수 없는 경우(특발성)가 대부분이다. 현재까지 손꼽히는 위험 요인들로는 고령(고령화)을 비롯해 '흡연', '만성 췌장염', '당뇨', '비만', '고열량/고지방 위주의 식이', '가족력' 등이 있다. 10% 정도의 췌장암 환자들에서는 유전적인 소인이 발견되고 있어, 부모나 형제자매 중 2~3명 이상이 췌장암 환자라면 다른 가족 구성원 역시 췌장암 발병 위험이 높다고 알려져 있다.

췌장? 그게 어디 있는데?

그렇다면 췌장은 대체 우리 몸 어디에 위치하고, 어떤 역할을 하는 장기일까? 췌장암이라는 단어가 익숙한 것과 별개로, 췌장의 위치나 역할에 대해 제대로 아는 사람은 드물다.

췌장은 약 15cm 정도의 길이를 가진 장기로, 다른 장기들에 둘러싸여 몸 안쪽 깊숙이 위치해 있다. 췌장 앞에는 위와 대장이 자리 잡고 있는데, 이 두 장기가 췌장을 이불처럼 덮고 있기 때문에 배 안을 들여다보더라도 췌장이 바로 보이지는 않는다. 간담췌외과 의사가 아닐 경우 췌장을 온전히 노출시키는 것조차 어려움을 겪을 정도로 해부학적 구조가 어렵다. 췌장 뒤에는 척추가 있으며 마치 척추에 얹혀 있는 형태라 할 수 있다. 여담이지만 이러한 위치 때문에 자동차 사고로 안전벨트에 의한 복부 충격이 일어나는 경우, 췌장이 척추와 안전벨트 사이의 압박에 의해 손상되어 수술이 필요한 상황이 종종 생긴다. 이러한 췌장의 위치로 인해 췌장에 손상 이외의 염증, 암과 같은 다른 문제들이 발생하면 상복부나 등에 통증이 생길 수 있는 것이다. 덧붙이자면 췌장은 우리 몸 정중앙에 있으며, 가장 깊숙한 곳에서 은밀하게 생체에 필요한 필수 대사활동을 수행하고 있다.

ㅣ 그림 2-10. 췌장의 위치 ㅣ

좌: 췌장은 우리 몸의 정중앙, 위와 대장 뒤쪽의 복강 내 가장 깊은 곳에 위치한다.
우: 뒤쪽의 척추에 얹혀 있다.

췌장의 머리는 십이지장과 접해 있으면서 십이지장 두 번째 부분으로 소화제(소화효소)를 배출한다. 이 통로를 바터씨 팽대부(Ampulla of Vater)라 부르고, 담낭(쓸개)에 저장되어 있다가 담도를 통해 배출되는 담즙 역시 이곳을 통해 십이지장 두 번째 부분으로 분비된다. 그러면 식도, 위를 통해 십이지장까지 내려온 음식물이 췌장의 소화 효소와 담즙을 만나 소화 과정이 시작된다.

췌장의 꼬리 끝에는 비장이 인접해 있다. 췌장에 대해 언급할 때면 머리, 몸통, 꼬리라는 말을 자주 사용하게 된다. 이는 췌장의 생김새가 마치 도마뱀과도 같기 때문이다. 즉 십이지장과 가까운

| 그림 2-11. 췌장의 해부학적 구분 |

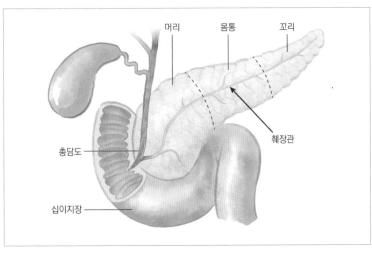

췌장은 십이지장과 접한 부위에서부터 머리, 몸통, 꼬리로 구분된다. 머리와 몸통 사이에는 췌장 뒤쪽으로 주요 혈관이 지나가는 얇은 부분이 있는데, 이 부분을 목 부분이라 한다.

부분을 '머리'로, 중간을 '몸통'으로 그리고 가장 가느다란 부분을 '꼬리'로 본다.

췌장은 중요한 두 가지 역할을 담당하고 있다. 하나는 소화액을 분비하는 것이고, 다른 하나는 인슐린과 같은 호르몬을 분비하는 것이다. 소화액 분비는 '단백질', '지방', '탄수화물'을 분해하는 소화액을 분비하는 '외분비 기능'을 말한다. 외분비 기능은 췌장의 95%를 차지하는 세엽세포에서 소화액을 만든 다음 췌관을 통해 매일 1~2리터 정도의 췌장액을 십이지장으로 분비하는 것이다. 이는 위에서 십이지장으로 넘어온 음식물이 분해되기 위해 반드시 필요한 소화과정 중 하나다. 췌장의 어느 부위에서라도 췌장암이 생겨 이 췌관을 막게 되면 이러한 소화 효소의 배출이 감소하여 장에서 영양분을 흡수하지 못해 체중 감소가 발생한다.

다른 하나는 인슐린과 글루카곤 분비이다. 이는 '내분비 기능'으로, 각각 췌장 '베타세포(β cell)', '알파세포(α cell)'에서 생성되는 호르몬을 혈관으로 내보낸다. 내분비 기능은 췌관을 통로로 사용하는 외분비 기능과 달리 혈관을 통로로 사용하기 때문에, 호르몬은 십이지장 등 소화기관이 아닌 혈액을 타고 전신을 순환한다.

인슐린이라는 호르몬의 이름을 한 번쯤 들어보았을 것이다. 인슐린과 글루카곤은 혈당 조절에 가장 중요한 호르몬으로, 췌장은 이 두 호르몬의 분비를 모두 담당하고 있다. 혈당이 높을 때에는 이를 낮추기 위해 인슐린을 분비하고, 혈당이 낮으면 글루카곤을

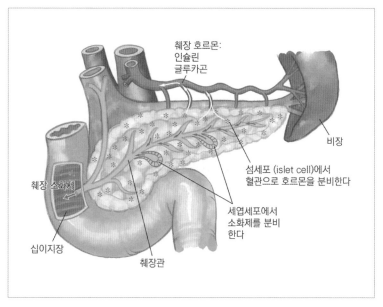

췌장 호르몬:
인슐린
글루카곤

비장

섬세포 (islet cell)에서
혈관으로 호르몬을 분비한다

췌장 소화제

세엽세포에서
소화제를 분비
한다

십이지장

췌장관

췌장의 세엽세포에서 소화제(소화효소)를 분비하는 것을 외분비 기능이라 하고, 췌장실질의 알파세포와 베타세포에서 '인슐린', '글루카곤' 같은 호르몬을 혈관으로 분비하는 것을 내분비 기능이라 한다.

분비해 놓이는 역할을 한다. 췌장수술을 받은 환자 중 일부에서 당뇨가 발생하는 이유가 바로 여기에 있다. 수술의 영향으로 내분비 기능이 저하될 경우, 인슐린의 분비량이 감소하여 당뇨가 발생하곤 한다. 췌장암이란 암 덩어리가 생겼으니 없애버리면 그만인 병이 아니다. 내분비와 외분비의 중요한 기능을 담당하는 장기에 암이 발생하였으므로 치료 전은 물론이거니와 치료에 성공했다 하더라도 췌장의 역할과 관계된 여러 가지 문제가 동반될 수 있다.

도마뱀처럼 생긴 췌장,
부위에 따라 다르게 나타나는 증상들

췌장은 '머리', '몸통', '꼬리'로 나뉜다. 췌장암은 이들 중 어느 부위에 발병하는지에 따라 다른 증상과 특징을 보이고, 수술적인 면에서도 차이를 보인다. 담도 근처에서 발생하는 바람에 담도를 막아 황달이 발생하지 않는 한 췌장암에서만 특이적으로 나타나는 증상은 없다. 흔히 췌장암의 증상으로 일컬어지는 '전신 무력증', '식욕부진', '체중 감소' 등의 증상만으로는 다른 병과 구분할 수 없다.

췌장이 도마뱀처럼 생겼다고 했는데, 이 이야기를 환자들에게 하면 간혹 "그렇다면 췌장도 도마뱀 꼬리처럼 잘라내면 재생이 가능한가요?"라는 질문을 받곤 한다. 하지만 안타깝게도 췌장은 간과 달리 일절 재생되지 않는다.

췌장암의 치료에 있어 발생 부위는 중요한 의미를 지닌다. 앞서 말한 증상 및 수술과도 관계되지만 무엇보다도 부위에 따른 예후의 차이가 크기 때문이다. 단적으로 머리 부분의 췌장암이 몸통이나 꼬리에 생긴 췌장암보다 예후가 더 좋다. 이는 췌장의 해부학적 특성상 췌장 머리에 생긴 암이 자라면 그 부위로 지나가는 담도를 눌러 폐색을 유발하고, 그 결과 황달이 뚜렷이 나타나 비교적 조기에 발견될 수 있다. 반면, 췌장의 몸통과 꼬리 부분에는 증상을 드러내줄 만한 장기가 없어 암이 상당히 진행될 때까지 특별한 증상이 나타나지 않는다. 만약 이 부위에서 췌장암이 발견되었다면 이미 주변의 주요 혈관들을 침범해 수술이 어렵거나 다른 곳으로 전이가 진행되었을 가능성이 높다. 다시 말해 황달이 생겨 진단된 경우에는 췌장 머리 부분에 생긴 암일 확률이 높고, '체중 감소', '복부 불편감', '속쓰림' 같은 비특이적인 증상 때문에 검사를 받던 중 발견되는 경우 몸통이나 꼬리 부분에 생긴 암일 확률이 높다.

췌장의 머리 부분에 발생한 암은 주로 황달을 유발한다고 했는데, 마치 담도암에 걸렸을 때와 유사하다. 하지만 췌장암이 담도를 침범하지 않는다면 대부분의 환자들이 모호한 '복통', '식욕부진', '체중 감소' 외에는 특별한 증상을 호소하지 않는다. 이처럼 특별한 증상이 없다면 도대체 어떤 방법으로 췌장암을 진단할 수 있을까? 크게 네 가지를 꼽는다면 '복부초음파', 'CT', 'MRI', '내시경초음파'인데, 뒤에서 다시 다루기로 한다.

황달은 췌장암의 신호일까?

그렇다면 황달이 나타날 때 가장 먼저 머리 부분의 췌장암을 의심해야 할까? 황달이란 노란색 담즙 색소인 빌리루빈이 과도하게

| 그림 2-13. 담도 폐색을 유발하는 질환들 |

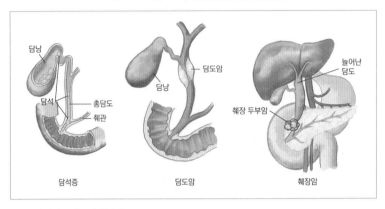

담낭

담석

총담도

췌관

담낭

담도암

늘어난 담도

췌장 두부암

담석증   담도암   췌장암

왼쪽부터 담석증, 담도암, 췌장암

체내에 축적되어 얼굴과 피부, 눈의 흰자(공막)가 노랗게 변하는 상태다. 황달이 생기면 체내에 축적된 빌리루빈이 소변을 통해 배출되므로 소변의 색이 진한 갈색이나 붉은색으로 변한다. 이외에도 대변이 흰색이나 회색으로 변하기도 하는데, 이는 대변의 갈색을 담당하는 담즙이 정상적으로 장을 통해 배출되지 못하기 때문이다. 담즙이 배출되지 못하면 담즙 성분인 빌리루빈이 축적되어 혈중 농도가 올라가고, 일부는 피부에 침착되어 가려움증과 같은 증상으로 나타나기도 한다.

황달의 가장 흔한 원인은 췌장담도암이 아닌 담석증이다. 이것은 담낭에서 생긴 돌(담석)이 담도로 내려가다가 담도에 끼여버리거나, 담도에서 발생한 담석이 담도를 막아서 생기는 병이다. 또한 담도염, 간염의 악화, 간경변과 같이 간 기능의 저하로 생길 수도 있다. 암에 의한 황달은 담즙이 내려가는 길목인 담도에서 생기는 '담도암', '십이지장암', '췌장암' 등 여러 암에서 발생할 수 있는데, 중요한 것은 황달이 나타났다고 해서 모두 췌장담도암은 아니라는 점이다. 황달은 하나의 증상으로, 수많은 병들을 후보로 놓고 진단을 시작해야 하는 시발점일 뿐이다. 그러니 황달이 발생했다고 무작정 췌장암이라고 여겨 걱정하는 대신 정확한 원인 파악과 치료를 위해 꼭 병원을 찾아야 한다.

황달로 오해받을 수 있는 카로틴혈증

여담으로 겨울철에 흔히 황달이 생겼다며 병원을 찾는 환자들 중에는 귤 섭취 과다로 인한 카로틴혈증(Carotenemia)을 진단받는 경우가 있다. 이는 베타카로틴이라는 물질이 증가하여 피부에 노란 색소 침착이 나타나는 현상이다. 베타카로틴은 체내에서 비타민 A를 만들기 위한 전구 물질로, 과일과 채소, 또는 건강보조식품을 통해 섭취된다. 카로틴혈증은 하루에 30mg 이상의 베타카로틴을 섭취할 때 발생할 수 있다. 베타카로틴 함량이 높은 과일이나 채소들을 너무 많이 먹을 경우 나타날 수 있다. 대표적으로 귤이나 오렌지, 복숭아, 자두, 망고, 당근, 브로콜리, 오이, 상추, 시금치, 호박, 케일, 고구마 등이 있다.

복통, 등허리 통증, 체중 감소 그리고 당뇨

앞서 언급했듯이 췌장암 초기 단계에는 특별한 의심 증상이 없다. 그렇기에 췌장암을 의심할 만한 증상이 나타났다면 어느 정도 암이 진행된 상태일 수 있다. 비교적 초기 증상으로는 '체중 감소', '복통', '등 통증', '구역 및 구토', '소화불량', '복부 팽만감', '배변 습관 변화' 등이 있다. 객관적으로 췌장암을 의심해야 하는 전형적인 증상은 없지만, 일반적으로는 '황달', '복통', '새로 진단된 당뇨' 등이 특히 강조된다.

황달 외에 가장 흔하면서도 중요한 증상은 '복통'으로, 약 80%의 췌장암 환자들에게서 나타난다. 50% 정도의 환자들은 등 통증도 함께 겪는다. 문제는 이 복통의 강도가 초기에는 높지 않은 탓에, 많은 환자들이 소화불량이겠지 싶어 가볍게 넘긴다는 것이다. 췌장암이 췌장의 몸통과 꼬리 부위에서 발생하면 통상적으로 등이나 측면으로 방사되는 복통이 나타난다. 이는 위치적으로 췌장과 밀접한 대동맥 주위에 위치하는 통증 관련 신경초 침윤과 연관되어 있다. 이외에도 드물지만 종양으로 인해 췌관이 막히게 되면 췌장액이 정체 또는 역류되면서 췌장염이 발생한다. 이 역시 복통을 유발할 수 있다.

허리에서 느껴지는 통증은 근골격계가 원인인 경우가 많아 굳이 췌장암 검사를 받을 필요는 없다. 하지만 췌장암 환자 중 일부

| 그림 2-14. 췌장암의 증상들 |

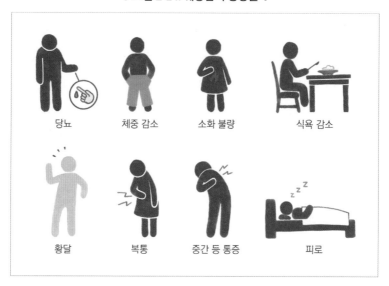

| 그림 2-14. 췌장암의 증상들 |

당뇨   체중 감소   소화 불량   식욕 감소

황달   복통   중간 등 통증   피로

는 등허리 통증을 경험하는 것이 사실이며, 이러한 허리 통증은 종양이 췌장 주변의 신경들을 침범하면 나타날 수 있는 증상이다. 등 통증은 매우 모호한 증상이니 이 증상만으로 병원에 오는 환자들 중에는 역류성 식도염이 원인인 경우도 매우 흔하다. 역류성 식도염으로 인한 등허리 통증은 등 쪽에서 약간 위쪽으로 치우친 경우가 많다.

넘쳐나는 인터넷의 정보 탓인지 젊은 사람 중에서 등허리 통증을 췌장암으로 의심해 CT 검사를 원하거나, 심지어 자주 검사받는 경우가 있다. CT는 비용도 문제지만 방사선 노출이라는 위험 요소가 있기 때문에 추천하지 않는다. 췌장암에 대한 공포심은 이해하지만 의사는 자신이 일하지 않는 다른 병원에서 환자가 받았던 검사는 볼 수 없다. 환자가 최근에 CT를 찍었는지 아닌지 전혀 알 길이 없다는 의미이다. 게다가 암의 공포에 질려 이미 '반드시 CT를 찍겠다'고 결심하고 찾아온 환자를 설득하기란 쉽지 않은 일이기에 그저 원하는대로 CT를 처방할 가능성이 있다. 실제로 외래 중 10여 분을 할애하여 "6개월 전에 CT를 찍었으니 이번에는 안 찍어도 된다"고 친절하고 자세하게 설명했더니, 곧장 다른 병원에 가서 냉큼 CT를 찍은 환자의 사례도 있다.

의사가 진료 시 의심할 만한 증상이 있어서 검사가 필요하다는 결론을 내린다면, 해당 증상은 '체중 감소'일 가능성이 크다. 체중 감소는 대부분의 암 환자에게서 흔히 나타난다. 췌장암에서도 역시 그럴 수 있다. 특별한 이유 없이 약 6개월에서 1년 동안 체중이 5~10% 이상 줄어들었다면, 관련된 검사를 받아보는 것이 좋다. 췌장암으로 인해 췌관이 막히거나 좁아져 소화액이 장으로 배출되지 못할 경우, 흡수 장애를 유발하여 체중이 감소할 수 있다. 물론 식욕 부진 또는 통증으로 인한 식사량 감소도 원인이 될 수 있다. 따라서 10% 이상 몸무게가 줄었다면, 췌장암은 아니더라도 '당뇨를 비롯한 내분비질환', '위장관 질환', '갑상선 기능 항진증', '우울증' 같은 질환이 원인일 수 있으니 병원을 찾기를 권한다.

당뇨, 즉 혈액이나 소변에서 정상 범위 이상의 당이 검출되면 당뇨 검사를 받아야 한다. 이때, 당뇨가 확진되거나 기존에 가지고 있던 당뇨가 악화되어 갑자기 혈당 조절이 안된다면 췌장암을 의심할 수 있다. 당뇨가 췌장암의 위험 인자로 여겨지기도 하고, 췌장암이 당뇨를 일으키는 경우도 있기 때문이다. 만약 가족력 없이 발생하는 당뇨병이나 60세 이후에 발생하는 당뇨병 그리고 조절되던 당뇨가 특별한 이유 없이 갑자기 잘 조절되지 않는다면 췌장암 검사를 고려해야 한다. 췌장암은 췌장 머리 또는 췌장 몸통에 호발하나, 당뇨를 조절하는 인슐린을 분비하는 베타세포는 췌장 몸통과 꼬리에 많이 분포한다. 그러므로 췌장암에 의한 당뇨는 암에 의한 직접적인 베타세포 파괴보다는 인슐린에 대한 저항성 또는 민감성 저하, 당뇨 유발 인자 분비 같은 2차적인 원인으로 발생하는 것으로 추측된다.

03

췌장암의
원인

췌장암은 특별한 원인이 없다던데

췌장암의 원인 가운데 분명한 인과관계가 밝혀진 사례는 드물다. 다행인 점은 어떤 사람에게 잘 발생하는지와 관련된 위험 요인은 웬만큼 알려져 있다는 것이다.

첫 번째 요인은 나이(고령화)다. 췌장암의 발생률은 나이가 들수록 올라가는데, 약 80%의 환자가 60~80세에 진단을 받는다. 또 다른 요인은 흡연이다. 흡연자는 췌장암의 상대 위험도가 비흡연자에 비해 2~5배로 증가하며, 금연을 한 뒤 10년이 지나야 췌장암에 걸

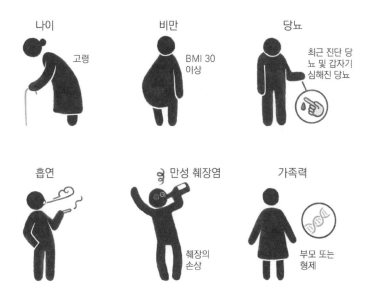

| 그림 2-15. 췌장암의 위험요인들 |

나이 — 고령

비만 — BMI 30 이상

당뇨 — 최근 진단 당뇨 및 갑자기 심해진 당뇨

흡연

만성 췌장염 — 췌장의 손상

가족력 — 부모 또는 형제

릴 위험이 비흡연자만큼 낮아진다. 특이할 점은 흡연 기간과 흡연량에 따라 이 비율이 늘어난다는 것이다. 또한 유전성 췌장염 환자가 흡연을 하면 상대 위험도가 2~150배에 이른다는 보고도 있다.

음주는 췌장암 발생과 직접적인 관계는 없다고 여겨진다. 그러나 과음이 만성 췌장염의 주요 원인이고, 만성 췌장염은 췌장암의 위험 요인이므로 간접적인 연관성이 있다고 보는 것이 옳다. 만성 췌장염 환자는 정상인에 비해 상대 위험도가 2~6배 정도로, 만성 췌장염 환자의 약 4% 정도에서 췌장암이 발생한다. 일반적으로는 만성 췌장염이 오랜 기간 지속될 때 위험도가 더욱 높아지므로, 비교적 젊은 나이에 만성 췌장염이 발생했다면 그 기간이 오래될수록 위험도 또한 높아진다.

비만 역시 췌장암의 발생 위험 요인 중 하나다. BMI(Body mass index: 체질량지수)가 30 이상인 비만일 경우 췌장에 축적된 지방의 대사가 췌장염을 일으킴으로써 췌장암의 원인을 제공하는데, 췌장암의 발생률을 20% 이상 높인다고 알려져 있다. 앞서 췌장암을 의심할 만한 증상으로 지목했던 당뇨는 아직까지 췌장암의 초기 소견인지 췌장암의 위험 인자인지 논란이 많다. 다만 최근 연구에 의하면 당뇨 환자의 췌장암 발생 위험도가 당뇨가 없는 사람에 비해 2배 정도 높다고 한다. 췌장 낭종 역시 최근 건강검진의 활성화와 영상검사의 발달에 따라 발견되는 비율이 크게 증가하고 있으며, 췌장암의 요인 중 하나로 꼽는다. 췌장 낭종을 가진 사람의 상대적인 위험도는 22.5배 정도로, 크기가 클수록 그리고 장액성 낭성 종양보다는 점액성 낭성 종양일수록 악성화 위험도가 증가한다.

가족력은 많은 암의 공통 인자다. 췌장암 환자의 약 5~10%는 가족력이 있다. 직계 가족 중 50세 이전에 췌장암에 걸린 사람이 한 명 이상 있거나 발병한 나이와 상관없이 췌장암 환자가 두 명 이상 있다면 가족성 췌장암을 의심해야 한다. 직계 가족 중에 췌장암 환자가 1명 있다면 상대적 위험도가 2배, 2명이라면 6배, 3명일 경우 무려 30배 이상 그 발생 가능성이 높아진다. 이러한 요인은 췌장암을 포함한 타 암의 발생 빈도가 높은 유전성 증후군과 가족성 췌장암으로 분류된다.

분자생물학적인 이상으로 일부 가족성 췌장암에서 염색체 이상 및 유전자 변이가 보고되어 왔지만, 대부분은 현재까지 별 다른 유전적 이상이 발견되지 않았다. 유전성 췌장암을 일으키는 BRCA1, BRCA2의 태생적 돌연변이가 가장 흔하게 알려진 유전자 돌연변이다. 또한 생식세포 수준의 유전적 이상과 달리 후천적으로 발생하는 여러 유전자의 변화가 단계별로 누적되어 발생한다는 이론에 대한 연구들이 있음에도 췌장암 유발 유전자에 한해서는 여전히 미지의 영역이 많이 남아 있다. 췌장암과 관련된 것으로 알려진 체세포 돌연변이 발생 유전자는 'KRAS', 'CDKN2A', 'TP53', 'SMAD4/DPC4' 등이 있으며, '흡연', '고열량 식이', '만성 췌장염', '가족력' 등이 이러한 유전자 이상을 일으킬 수 있는 것으로 알려져 있다.

췌장에 혹이 보이면 암일까?

건강검진으로 대장내시경을 진행하다 대장에서 용종이 발견될 경우, 가능한 전부 제거해야 한다. 대장의 용종 중 일부는 '선종'이라고 불리는 종양으로, 얌전한 종양(양성)이긴 하지만 이 선종이 크

| 그림 2-16. 대장 용종에서 대장암으로의 발전 단계 |

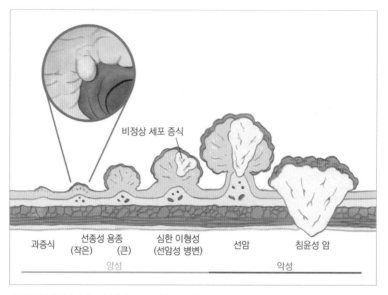

비정상 세포 증식

| 과증식 | 선종성 용종 (작은) (큰) | 심한 이형성 (선암성 병변) | 선암 | 침윤성 암 |

양성　　　　　　　　　　악성

대장 용종 (선종)에서 대장암 (선암)으로 발전하는 과정

기가 커지면서 대장암으로 발전할 수 있다. 그림 2-16은 대장 용
종이 대장암으로 발전하는 단계로, 대장암에서는 그 과정이 다른
암에 비해 잘 밝혀져 있다.

　장기마다 암으로 발전하는 특정 병변들이 있는데, 이를 '전암 병
변(Pre-cancerous lesion)' 또는 '전구 병변'이라고 한다. 쉽게 표현하면
'암이 되기 전 단계의 병변'이라는 말이다. 유방암이나 산부인과 분
야의 암에서 종종 만날 수 있는 '제자리암'이나 위암, 대장암 등 소
화기계 암 중 '점막내암', '고위험 분화도를 가진 선종' 등은 진단코
드로 인해 환자와 보험회사 사이에 분쟁이 일어나 뉴스를 장식하

곤 한다. 암은 진단코드 C로 시작하는 반면 전암 병변이나 제자리암, 점막내암은 D로 시작할 때가 있는데, C와 D(암과 연관된 D에 한해) 모두 나라에서 산정특례 혜택을 주지만 보험회사는 C일 때 지급해야 할 보험금이 훨씬 많다. 조직검사나 수술 후 초기 병변이 나왔을 때 갈등이 생기는 이유이기도 하다.

그렇다면 췌장에도 대장의 용종(선종)과 같은, 췌장암으로 발전할 수 있는 전암 병변들이 있을까? 췌장에는 여러 종류의 세포들이 모여 있다. 특히 소화 효소를 분비하는 역할로 인해 여러 가지 혹들이 많이 생긴다. 이 혹들을 총칭해서 종양이라 한다. 전이나 재발

| 그림 2-17. 췌장에 생기는 다양한 종양들 |

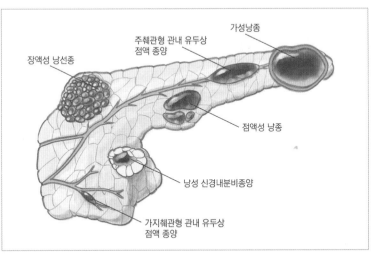

췌장에는 종괴를 형성하는 '선암', 내분비 종양과 같은 '고형 종양' 외에도 여러 가지 물혹(낭종)들이 잘 생긴다. '가성 낭종', '장액 낭종', '점액 낭종', '췌관내 유두 점액 종양' 등 여러 종류가 있다.

의 위험이 없는 얌전한 종양을 '양성 종양', 반대로 고약한 종양을 '악성 종양'이라 한다. 양성 종양 중에서도 악성화될 수 있는 것들이 있어 구분이 필요하고, 악성 종양은 문자 그대로 '암'이다.

검사 도중 췌장에 혹이 보인다고 하면 깜짝 놀라 외래로 찾아오는 환자들이 많다. 하지만 지나치게 겁먹을 필요는 없다. 췌장에는 당장 치료가 필요하지 않은 양성 종양도 많다.

췌장의 종양은 크게 '고형 종양'과 물주머니를 뜻하는 '낭성 종양'으로 나뉜다. 고형 종양은 일반적인 췌장암인 '선암'이 대부분이며, 이외에 '신경내분비암', '세엽세포암', '섬세포 종양', '전이성 암' 등이 있다. 고형 종양의 종류가 다양한 것처럼 낭성 종양 역시 '가성 낭종', '장액성 낭종', '점액성 낭종', '췌장관내 유두상 점액 종양' 등 여러 가지가 존재한다.

먼저 '췌장관내 유두상 점액성 종양(IPMN)'과 '점액성 낭성 종양(MCN)'은 물혹 또는 낭종(cyst)의 형태를 가지고 있다. 건강검진을 통해 발견할 수 있을 뿐만 아니라, 췌장암으로 발전하는 신호들에 대한 연구 역시 잘 되어 있다. 하지만 '췌장 상피내 종양(PanIN)'은 영상검사에서 알기 어렵고 조직검사를 해야 확인할 수 있는 병변이기 때문에 미리 알고 예방적으로 수술할 수 없다. 췌장 상피내 종양은 대부분 췌장암이나 다른 질환에 대한 수술 후에 조직검사

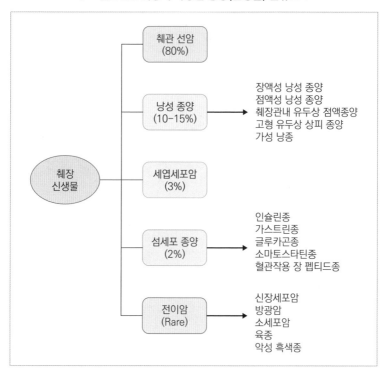

췌장암으로 대표되는 '선암'은 당연히 진단 시 바로 치료가 필요하고, 대부분의 고형 종양 역시 수술이 필요한 경우가 대부분이다. 낭성 종양 중에는 '가성 낭종'이나 '장액성 낭종'과 같이 치료가 필요 없는 종양도 있고, 악성 종양으로 발전할 수 있어 주의가 필요한 종양도 있다. 췌장의 종양 중 악성 종양, 즉 암으로 발전하는 전암 병변으로 밝혀진 것에는 '췌장관내 유두상 점액 종양(Intraductal papillary mucinous neoplasm-일명 IPMN)'과 '점액성 낭성 종양(Mucinous cystic neoplasm-일명 MCN)' 그리고 '췌장 상피내 종양(Pancreatic intraepithelial neoplasm-일명 PanIN)'이 있다.

에서 우연히 발견된다. 이때 췌장암과 함께 고등도의 췌장 상피내 종양이 발견된다면 이는 곧 췌장암이 이 종양으로부터 발전했음을 시사한다. 보통 이렇게 발전되는 췌장암은 다른 췌장암보다 예후가 더 좋은 경향을 보인다.

▎그림 2-19. 췌장 상피내 종양에서 췌장암으로의 발전 과정 ▎

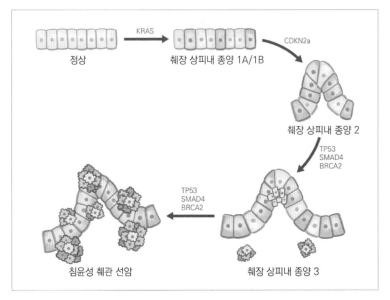

정상 췌관세포에서 췌장 상피내 종양(PanIN)을 거쳐 췌장암으로의 발전 과정과 연관 유전자들

　췌장에는 여러 가지 낭종과 췌장암 외에도 여러 고형 종양들이 생길 수 있으며, 그 종류는 매우 다양하다. 이 종양들 중에는 암으로 발전하는 것도 있고, 그렇지 않은 것도 있다. 때문에 우연히 췌장에서 종양이 발견되었다면 전문가의 의견에 따라 적절한 계획을 세우는 것이 굉장히 중요하다. 검진을 통해 췌장의 작은 낭종들이 발견되는 경우는 매우 흔하며, 앞서 이야기했듯 특별한 치료가 필요 없는 것들이 많다. 하지만 일부는 시간이 경과함에 따라 그 성질이 변할 수 있으므로 어떤 부류에 속하는지에 대한 정확한 평가와 정기적 검사가 필요하다.

췌장암, 대비할 수 있을까?

건강검진에서 복부를 검사할 때는 CT 대신 인체에 무해하면서도 비교적 저렴한 복부 초음파 검사를 진행한다. 하지만 초음파는 CT나 MRI만큼 췌장을 잘 보기가 어려우므로 초음파를 통한 검진만으로는 췌장암의 조기 발견이 어려운 경우가 많다. 따라서 췌장을 전체적으로 잘 봐야 하는 경우, 특정 병변이 숨어 있는 상태인지 알고자 하는 경우, 췌관이 확장되었거나 병변 뒤쪽 췌장에 위축이 발생하는 등 구조적인 변화가 있는 경우라면 CT를 촬영해보는 것이 좋다. 문제는 방사선 노출과 조영제 부작용이 있는 CT를, 발생 가능성이 높지 않은 췌장암 검진을 목적으로 정기적으로 시행하는 것은 부적절하다는 점이다. MRI 역시 마찬가지다. 방사선 조사량이 전혀 없어 CT에 비해 비교적 무해한 편이지만 고위험군이 아닐 경우, 췌장암만의 검진을 위해 고가의 MRI 검사를 짧은 간격으로 진행하는 것은 의학적 근거가 부족하다. 췌장암이 다른 암들보다 더 무서운 암으로 여겨지게 된 데에는 이런 여러 이유들로 인해 대비하기가 어려운 점 역시 한몫했으리라 본다.

04

췌장암의
진단과 병기

췌장암 검사의 주요 포인트는?

소위 '건강검진'에서 받는 검사로 췌장암을 발견할 수 있을까? 이것이 중요한 이유는 췌장암이 단순한 검사로는 조기 발견이 어렵기 때문이다.

췌장암뿐만 아니라 어떤 질병이든 한 가지 검사로 그 병을 조기에 발견하기란 어려운 일이다. 그중에서도 췌장암은 발견이 가장 어려운 질환에 속한다. 췌장암의 조기 발견을 위해서는 특징적인 임상 증상과 함께 가족력이 있거나, 60세 이상의 고령에 새로 진단된 당뇨 등 의심할 만한 증상이 보일 때에 한해 선택적으로 검사를 진행하는 것이 좋다. 췌장담도계와 연관된 기본적인 검사인 혈액 검사와 영상검사를 하나하나 시행함으로써 췌장암의 유무를 알아보는 것이다. 건강검진에 포함된 혈액 검사는 일반적으로 비특이적이나 간 기능 검사상 경미한 이상소견, 고혈당, 빈혈, 담도 폐쇄에 의한 여러 이상소견이 나타날 수 있다.

현재 우리나라에서는 CA19-9라는 암표지자를 대부분의 건강검진 기관에서 시행하고 있다. 췌장암에서 가장 유용한 이 지표는 주로 통상적인 치료 반응을 보는 데 이용된다. 하지만 이 CA19-9는 다른 암종(소화기암, 난소암)이나 양성 질환(간경변, 담관염 등)에서도 상승할 수 있으며, 검사 기기 및 시약에 따라 결과가 조금씩 달라질 수 있다. 정상인에서도 전신 컨디션에 따라 비특이적으로 상승되기도 한다. 때문에 췌장암의 검진 및 선별 검사로서의 가치는 낮다. 실제로 국내외에서 시행된 대규모 연구에서 CA19-9 이상이 있는 무증상 환자에서 췌장담도질환이 발견된 경우는 1% 미만이다.

췌장암이 의심되면 먼저 혈액 검사부터 진행한다. 주로 황달과 연관된 빌리루빈(bilirubin), 알카라인 포스파타아제(alkaline phosphatase, ALP), 감마-글루타밀트랜스펩티다아제(gamma-glutamylpeptidase, r-GTP)와 같은 효소들이 췌장암의 진단에 중요한 역할을 한다. 복부 초음파 검사는 통증이 있거나 황달이 발생한 환자에서 담석증과 감별을 위해 가장 먼저 해야 하는 검사지만, 췌장암이 어느 정도 진행된 경우에만 진단할 수 있다는 단점이 있다. 복부 CT는 췌장암의 진단과 암의 진행 정도, 전이 등을 판단하기 위한 가장 기본적인 검사다. 고령 또는 새로 진단된 당뇨병의 위험 인자가 있는 환자라면, 췌장암과 관련된 증상이 발생했을 때 가장 먼저 시행하기를 권고하고 있다. 일반적인 복부 CT 촬영법과 달리 췌장을 평가하기 위한 CT는 '조영 증강(contrast-enhanced)', '다중 시기(multi-phase)', '얇은 절편(thin-section)' 기법으로 여러 단계로 촘촘히 촬영하기 때문에, 이전 병원에서 촬영한 CT가 있더라도 다시 촬영을 권하는 경우가 많다.

복부 MRI는 췌장암이 의심되어 촬영한 CT에서 진단이 애매하거나 전이가 의심될 때, 특히 간 전이 유무를 확인하는 데 큰 도움이 된다. '내시경 역행성 담췌관 조영술(Endoscopic retrograde cholangiopancreatography, ERCP)'은 담관과 췌관의 폐색이 발생했을 때 확인 및 스텐트 같은 배액관 삽입 등의 치료를 위해 시행한다.

대다수의 췌장암은 췌관에서 발생하기 때문에 췌관이 막힐 수 있는데, 일반적으로 췌관 스텐트 삽입술은 시행하지 않지만 췌장 효소 수치인 '아밀라제', '리파아제'가 상승하면서 통증이 심하다면 스텐트 삽입술이 도움이 된다. '양전자 방출 단층촬영(Positron emission tomography, PET)'은 대사 작용이 활발한 암세포를 찾는 검사로, 포도당 대사가 활발한 암 부위에 양전자 방출이 증가하는 현상을 이용한 진단법이다. 췌장암 이외의 다른 곳으로의 전이를 확인하고 수술 후 재발 여부를 확인하며, 항암치료 후 반응이 있는지 등을 확인하는 데 고려할 수 있다.

췌장암의 최종 진단을 위해서는 다양한 검사들이 이루어진다. 앞서 설명한 각종 영상검사들도 중요하지만 확진을 위해서는 조직검사로 암세포를 확인하고 종류(선암, 신경세포암 등)를 확인해야 한다. 췌장암은 조직학적으로 외분비 암종(exocrine tumor)과 내분비 암종(endocrine tumor)으로 분류된다. 외분비 암종은 췌장 내에서 효소를 생산하는 외분비 세포(췌관을 구성하는 세포)에서 암이 발생하는 것으로, 췌장암의 95%를 차지한다. 병원에서 만나게 되는 대부분의 췌장암 환자들은 외분비 암종에 해당하는 반면, 내분비 암종 환자는 매우 드문 수준인 5% 정도로 발생한다. 이러한 조직학적인 특성을 확인하는 것이 췌장암에서는 매우 중요하며, 이를 확인하는 검사가 바로 조직검사다.

조직검사는 암이 있는 부위를 직접 바늘로 찔러 암세포를 얻은 다음, 현미경으로 확인하는 검사다. 일반 내시경으로 위나 대장을 들여다볼 수 있는 것과 달리 췌장은 직접 관찰할 수가 없다. 일반적으로 내시경 끝에 초음파가 달린 내시경 초음파라는 특수 내시경을 위나 십이지장까지 진입시켜 초음파를 통해 위 밖에 존재하는 췌장 종양의 정확한 위치를 확인한 뒤, 내시경 기기에 형성되어

| 그림 2-20. 내시경초음파 조직검사 |

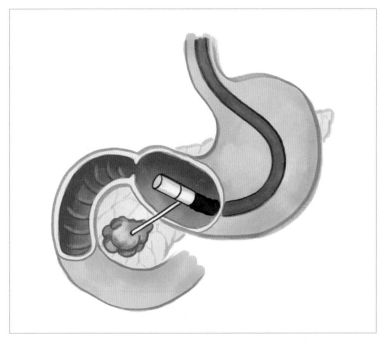

끝에 초음파가 장착된 내시경초음파를 이용해 종양을 확인하면서 내시경을 통해 삽입된 특수 바늘을 이용해 시행한다.

있는 구멍을 통해 삽입된 특수 바늘을 직접 췌장에 찔러 암조직을 얻는다. 이 검사는 매우 숙련된 기술이 필요하며, 췌장암의 특징인 암세포보다 주변 결체조직들이 많거나 섬유화가 심한 이유(결합조직형성반응, desmoplastic reaction)로 정확하게 바늘이 들어가더라도 충분한 암세포가 채취되지 못하면 위음성(암이 있지만 결과는 음성)이 나올 가능성도 있어서 2번, 3번 재검사하는 경우도 있다.

영상검사에서 췌장암이 너무나 명확하고 수술이 가능한 상태거

나, 진단 겸 치료가 동시에 필요한 종양이라면 수술 전 조직검사를
생략하기도 한다. 여기에는 두 가지 이유가 있다. 하나는 조직검
사 역시 침습적이기 때문에 합병증을 유발할 가능성 때문이고, 다
른 하나는 수술을 통해 완벽히 제거한 조직으로 확진까지 하면 되
기 때문이다(진단 겸 치료). 그러나 항암치료를 먼저 시행해야 한다
면 조직학적 확진이 필수이다. 암세포의 종류에 따라 사용하는 항
암제의 종류가 달라지기도 하지만, 우리나라에서는 항암제의 급여
적용을 위해서는 조직학적 진단이 반드시 필요하다. 췌장암의 병
기를 판단하기 위해서는 'CT', 'MRI', 'PET' 등의 영상검사를 진행
하여 종합적으로 판단해야 하며, 이렇게 이루어진 검사를 통해 임
상적으로 4단계의 병기를 설정할 수 있다. 이 과정은 여러 분야의
전문 의료진들이 협동하여 진행되므로, 필요한 검사 진행을 포함
하여 약 1~2주 정도의 시간이 소요된다.

췌장암 병기: 1기, 2기, 3기 그리고 4기

암의 병기는 국제 표준이라 할 수 있는 미국 암 연합회(American
Joint Committee on Cancer, AJCC)의 병기를 따른다. 일명 'TNM 병기'
라고도 하는데, 해당 약자는 각각 '종양의 크기', '침윤 깊이', '위치'
를 반영하는 T병기(T staging), 암이 전이된 림프절 수에 따른 N병기
(N staging), 원발 부위 이외의 전이 여부에 따른 M병기(M staging)를

뜻한다. 덧붙여 흔히 말하는 1기, 2기, 3기, 4기 등의 병기란, 위 세 가지 병기를 조합하여 1기에서 4기까지 분류한 것을 말한다. 다음은 췌장암의 병기를 표로 정리한 것이다.

▎ 표 2-3. 췌장암 병기표 ▎

T병기		N병기	
T1	종양의 크기 ≤ 2cm	N0	림프절 전이가 없는 경우
T1a	≤ 0.5cm	N1	국소전이 림프절 1~3개
T1b	0.5cm ≤ 종양의 크기 < 1cm	N2	국소전이 림프절 ≥ 4
T1c	0.5cm ≤ 종양의 크기 ≤ 2cm		
T2	2cm < 종양의 크기 ≤ 4cm		
T3	종양의 크기 > 4cm		
T4	크기에 관계없이 복강동맥, 상장간막동맥, 고유간동맥을 침범		

T	N	M	Stage
T1	N0	M0	IA
T1	N1	M0	IIB
T1	N2	M0	III
T2	N0	M0	IB
T2	N1	M0	IIB
T2	N2	M0	III
T3	N0	M0	IIA
T3	N1	M0	IIB
T3	N2	M0	III
T4	Any N	M0	III
Any	Any N	M1	IV

M병기	
M0	원격전이가 없는 경우
M1	원격전이가 있는 경우

출처: AJCC (American Joint Committee on Cancer) 8판

T병기는 췌장암의 크기에 따라 'T 1기'에서 'T 4기'로 나뉜다. N병기는 주변 림프절 전이가 없을 경우 'N 0기', 림프절 전이 개수에 따라 'N 1기' 또는 'N 2기'로 나누며, 'M' 병기는 주변 장기가 아닌 멀리 위치한 다른 장기에 전이가 있을 경우 'M 1기'로 분류한다. 이때 치료방향 결정을 위해서 수술 전 영상의학적 소견만으로 우선 병기를 예측하게 되는데, 이를 '임상적 병기(Clinical stage)'라

고 한다. 하지만 정확한 최종 병기는 수술을 시행한 검체를 조직검
사로 분석하여 진단한 '병리학적 병기(Pathologic stage)'가 된다. 병기
에 따라 예후가 다르기 때문에 수술 후 재발률을 예측하는 데 큰
도움이 된다. 췌장암의 병기에 따른 예후는 다음 표와 같다.

❙ 그림 2-21. 병기에 따른 생존율 ❙

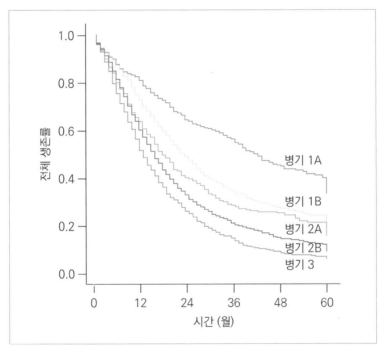

출처: Ann Surg Oncol 2017;24:2023-2030

하지만 처음 췌장암을 진단받거나 수술을 받을 수 없는 경우, 즉 병리학적 병기를 정확히 알기 어려운 경우에는 CT와 MRI 등 영상검사들을 참고하여 임상적 병기를 설정하고 치료 전략을 결정하는 '수술 가능성 분류'의 역할이 중요해진다.

05

수술 가능성 분류가 더 중요하다

임상적 병기의 불편한 진실

99%의 암 환자가 이 질문을 던진다.

"선생님, 저 몇 기인가요?"

많은 환자들이 집착 수준으로 본인들의 병기가 몇 기인지 묻는다. 이해를 못 하는 것은 아니다. 환자들의 입장에서 암이라는 진단을, 그중에서도 가장 무섭다는 췌장암이라는 진단을 받았다면 누군들 궁금해하지 않을까. 하지만 여기에는 중요한 포인트 하나가 빠져 있다. 우리가 영상검사들을 토대로 알려주는 병기는 '임상적 병기', 즉 영상검사에서 보이는 대로 설정한다는 것이다.

현대의 기술 수준에서 CT나 MRI 같은 영상검사를 통해 종양 크기를 확인해보려면 그 크기가 5~8mm 정도는 되어야 한다. 암세포의 크기는 일반적으로 20μm로, 1mm 크기의 종양에 십만 개, 5mm 크기의 종양에 천만 개, 1cm 크기의 종양에는 십억 개 정도의 암세포가 들어 있을 수 있다. 따라서 영상검사로 암 덩어리를 확인하기 위해서는 적어도 5mm 정도의 크기가 되어야 하는데, 이는 다시 말해 수천만 개 정도의 암세포가 뭉쳐야만 영상검사에서 확인이 가능하다는 말이 된다. 진단 당시 영상검사로 설정하는 병기는 정확성에 한계가 있다는 뜻이다.

예를 들어 CT를 촬영했는데 "1.8cm 크기의 췌장암이 발견되었고, 림프절이나 다른 장기로의 전이소견이 보이지 않는다"는 검사결과가 나왔다면 '임상적 병기'로 1기에 해당한다. 하지만 작은 크기임에도 전이를 잘 하는 성질이 있는 데다 하필이면 종양의 위치가 신경들이 많이 지나가거나 모세혈관들이 엉켜 있는 곳이라면 어떨까? 이런 경우 눈에 보이지 않는 세포들이 이동할 기회가 얼마든지 있으므로 단순히 1기라고 결론짓기 힘들다. 암세포가 하나라도 췌장 주변의 림프절로 이동했다면 병리학적 병기는 2기 후반, 4개 이상의 림프절을 타고 갔다면 3기, 암세포가 하나라도 혈관을 타고 다른 장기까지 도달했다면 4기가 되기 때문이다.

이처럼 진단 당시의 영상검사만으로 설정하는 임상적 병기는 많은 한계가 있기에 의료진 입장에서는 참고만 할 뿐, 치료 계획 수립을 위해서는 그간의 경험과 다학제를 통한 논의가 더욱 중요하다. 임상적 병기를 넘어 치료 전략을 위한 분류야말로 환자가 곧장 수술해도 되는지, 아니면 위치나 크기가 좋지 않아 눈에 보이지 않는 전이의 가능성이 크니 항암치료를 먼저 해야 하는지, 또는 전이나 중요 장기로의 침범이 명확해 보이니 수술이 아니라 다른 치료를 주된 치료로 삼아야 할지를 가르는 척도가 된다.

정말 중요한 것은 치료 전략을 위한 분류

안타깝게도 췌장암은 진단 시 이미 다른 장기로의 전이가 동반되어 수술이 불가능한 상태의 환자가 절반 가량이다. 이런 경우는

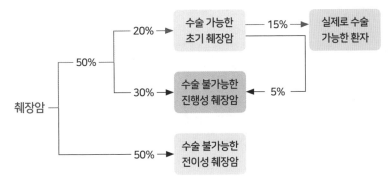

| 그림 2-22. 췌장암 환자의 첫 진단 시의 병기 |

암의 크기를 줄이고 더 진행하지 못하게 막는 항암치료가 주된 치료로 선택된다. 췌장암이 지속적으로 진행되면 십이지장, 위, 대장, 소장, 담도 등의 소화기관을 침범하여 음식물 소화가 불가능해진다. 또한 암세포가 췌장 밖으로 빠져나오면 복막전이가 진행되어 복수가 생기며, 신경이나 뼈를 침범하면 심한 통증이 생긴다. 이때 반응률이 높은 여러 항암제들을 잘 활용한다면, 암을 완전히 없애지 않더라도 암의 진행을 늦춰 암에 의해 삶의 질이 나빠지는 것을 막을 수 있다. 동시에 생존기간도 향상시킬 수 있다.

많은 환자들이 '수술이 어렵다'는 의사의 답을 듣게 되면 치료 자체를 포기하기도 하고, 항암치료가 무섭다며 거부하기도 한다. 항암치료가 힘들고 거부감이 들 수 있다는 점은 충분히 이해하지만, 치료를 받지 않을 때 췌장암의 진행으로 인한 합병증과 그로 인한 삶의 질 저하가 상상 이상으로 크다는 사실을 간과해서는 안 된다. 더구나 최근에는 항암치료의 부작용을 줄여주는 여러 기법들과 보조치료가 있으므로, 부정적인 부분을 감내하고 받을 만한 가치가 충분히 있다.

수술이 가능한 초기 췌장암과 그레이존

앞서 췌장암 진단 시 수술이 불가능하다고 여겨지는 환자가 50%라고 이야기했다. 그렇다면 나머지 50%는 무조건 수술이 가능할까? 그렇지 않다. 남은 50%는 크게 다음의 두 경우로 나뉘며 각각의 상황에 따라 다른 치료 전략이 필요하다.

1. 수술이 가능한 초기 췌장암

췌장암으로 진단되는 환자 중 약 20%만이 '수술이 가능한 초기 췌장암'으로 진단된다. 이는 크기가 2cm 미만이면서 림프절 전이가 없고, 혈관이나 신경처럼 주요 구조물들과 거리가 먼 췌장 실질 내에 곱게 자리 잡은 경우를 의미한다. 건강검진상 우연히 발견되거나 췌장염이 생겨 복통과 같은 뚜렷한 증상이 나타나는 경우, 또는 담도 옆에서 자라나 황달이나 간 기능 이상이 일찍 발견되는 경우가 바로 이에 해당한다.

2. 그레이 존(Gray zone)

췌장암을 진단받은 환자 중 약 30%는 '국소 진행성 췌장암'으로 분류된다. 국소 진행성 췌장암이란, 전이는 없으나 국소적으로 진행되어 수술이 어렵거나 수술이 가능하더라도 수술 후 병기가 높게 나올 가능성이 커 주의를 요하는 경우를 의미한다. 이들을 중간 병기 또는 '그레이 존'이라 한다.

먼저 나쁜 예후와 관련된 위험 인자들을 가려내 그레이 존 영역에 포함되는지를 판단해야 한다. 그레이 존에 해당하는 환자로 간주하면, 적절한 초기 치료 방법을 결정하고 최종적으로 완치를 위한 수술까지의 긴 여정이 필요하다. 최근에는 수술이 가능한 20%의 환자 중에서도 5%의 환자들로부터 '수술 후 병리학적 병기에서 예상 외의 높은 병기가 나올 가능성이 높음'을 가려내어 이 영역에 포함시키기도 한다. 이러한 세밀한 분류를 통해 더욱 적극적인 치료 전략으로 나아가는 것이 췌장암치료의 최근 추세다.

절제(수술) 가능성에 따른 치료 전략

췌장암은 진단 시 수술 가능성에 기초한 분류 설정으로 치료 전략을 수립한다. 수술 가능성에 따른 병기는 3단계로, '절제(수술) 가능', '경계 절제 가능', '절제 불가능'으로 분류된다. 경계(Borderline)라는 단어는 확실한 판단이 서지 않는다는 중간적인 의미를 가진다. 이 분류는 언뜻 단순해 보이지만, 판단이 매우 복잡하다. 병기의 판단을 위해서는 여러 전문가의 의견 통합과 고도의 전문성을 요하는 작업이 필수이다. 이는 췌장이 여러 장기 및 주변의 주요 혈관들과 접하고 있을 뿐만 아니라, 영상학적으로도 암의 명확한 경계를 구분하기가 힘든 췌장암 고유의 특성 때문이다.

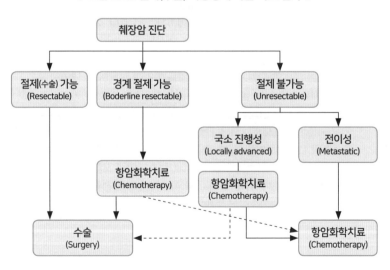

❙ 그림 2-23. 절제(수술) 가능성에 따른 치료 전략 ❙

췌장암을 대할 때에는 매우 복잡한 기준과 상황들을 고려해야 한다. 그중에서도 가장 중요한 것은 다른 장기 및 림프절로의 전이 여부와, 우리 몸에 반드시 필요하기에 수술 시 잘라내면 안되는 주요 동맥 및 정맥과 암 사이의 관계다. 이 중에서도 전이 여부에 대한 평가가 첫 단계로, 다른 장기로의 전이가 확인되면 '절제 불가능' 단계의 '전이성'으로 진단된다. 여러 정밀 검사에서 전이가 없는 것으로 판단되면 절제 가능성에 대한 평가를 할 수 있는데, 여기서는 췌장암이 '간문맥', '상장간막정맥', '간동맥', '복강동맥', '상장간막동맥' 등 주요 혈관으로의 침범 정도가 중요한 측도가 된다. 그중 동맥과의 관계가 매우 중요하다. 정맥은 암이 이미 혈관을 뚫고 들어간 경우엔 세포들이 혈관을 타고 다른 곳으로 전이할 위험성이 있기 때문에 수술로 잘라내도 별다른 이득이 없을 수 있다. 하지만 혈관 벽만 침범했다면 침범 부위를 깔끔하게 절제했을 때 좋은 결과를 기대할 수 있다. 이에 반해 동맥은 정맥과 달리 두꺼운 신경조직이 둘러싸고 있다. 암이 동맥과 접하거나, 침범한 경우에는 암세포가 마치 종이에 잉크가 스며들듯 신경을 타고 광범위하게 번지므로 암세포를 완벽하게 제거하는 것이 불가능한 경우가 많다. 수술이 무의미해지는 것이다.

그림 2-24처럼 암이 주요 동맥에 접하지 않은 경우에는 '절제(수술) 가능', 중간 그림처럼 동맥 둘레의 절반 이하로 접하고 있는 경우에는 '경계 절제 가능', 마지막 그림과 같이 동맥 둘레를 절반 이상 둘러싼 경우에는 '절제 불가능'에 해당한다. 따라서 병기 분류

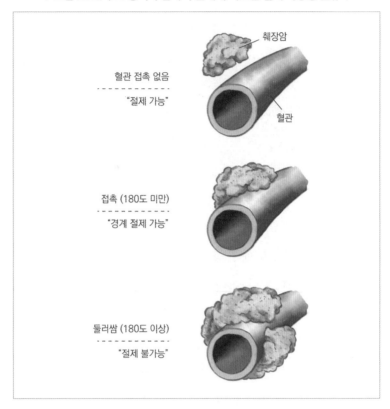

| 그림 2-24. 주요 동맥과 암과의 관계에 기초한 절제 가능성 분류 |

췌장암

혈관 접촉 없음

"절제 가능"

혈관

접촉 (180도 미만)

"경계 절제 가능"

둘러쌈 (180도 이상)

"절제 불가능"

상 타 장기로의 전이가 없으면서 동맥 침범만으로 인해 '절제 불가능'으로 된 경우를 앞서 언급된 '국소 진행성 절제 불가능(Locally advanced unresectable)'이라 한다.

실제 CT를 예로 들면 빨간색으로 표시한 부분이 췌장암의 범위에 해당하는데, 옆에 위치한 중요한 동맥(superior mesenteric artery,

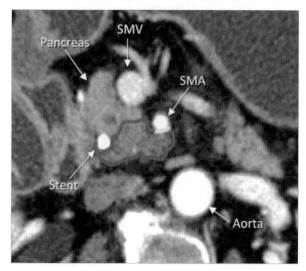

췌장암 (빨간색선)이 중요 동맥인 상장간막동맥 (SMA)에 접해 (노란색선) 있다.

SMA: 상장간막동맥)의 둘레를 절반 이하로 접하고 있다. 이 경우 수술적 절제는 가능하지만 눈에 보이지 않는 암세포가 분포한 범위가 넓어 완벽하게 제거되지 못할 가능성이 높다. 또한 완벽히 절제하더라도 동맥 주변에 풍부한 신경과 림프조직 침범으로 인해 재발의 위험성이 높으므로, '경계 절제 가능성'에 해당한다.

1기, 2기, 3기처럼 간단한 병기가 아닌, 다소 복잡해 보이는 '절제 가능성' 분류가 중요한 이유는 췌장암에서만큼은 임상적, 조직학적 병기와 그 무게가 다르기 때문이다. 임상적 병기는 앞서 설명했듯 영상검사를 토대로 병기를 추정하는 것이고, 조직학적 병기는 수술 후 절제한 조직을 검사하여 산출하는 것으로, 예후를 예측하기 위한 역할이 강하다. 하지만 절제 가능성 분류는 실제 진단 시 어떠한 전략으로 치료할지를 결정하는 척도다. 이 단계가 잘못되면 치료 과정 역시 비틀릴 수 있으므로 매우 중요하다. 절제 가능성에 따른 췌장암의 기본적인 치료 전략은 크게 다음 4가지로 요약할 수 있다.

① 절제(수술) 가능한 췌장암: 수술

② 경계 절제 가능 췌장암: 항암치료 후 수술

③ 국소 진행성 절제 불가능 췌장암: (수술 가능성을 염두에 둔) 항암치료

④ 절제 불가능(전이성) 췌장암: 항암치료

특히 최근에는 불량한 췌장암의 예후로 인해 절제 가능한 경우라도 먼저 선행 항암치료 후 수술하는 치료 방법에 대한 연구들이 진행되고 있으며 결과가 보고된 것들도 있다. 혹자는 '그렇다면 모든 췌장암을 항암으로 치료하다가 적절한 시기에 수술하면 되지 않을까?'라고 생각할지도 모른다. 물론 그럴 가능성도 있지만 치료를 선택하고 시작하는 의료진의 입장에서는 현재 환자가 어느 위치에 서 있고, 어디에 목표를 두느냐에 따라 다양한 치료법을 선택할 수 있으므로, 일괄적인 치료 전략 선택은 섣부른 판단이 아닐 수 없다.

그림 2-26에서 항암치료가 목적에 따라 각기 다른 이름으로 불

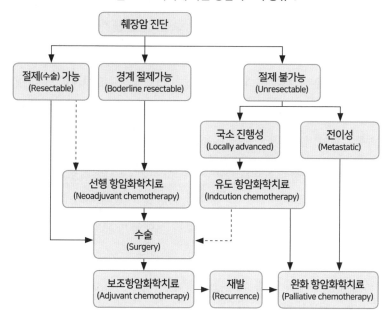

리는 것을 볼 수 있다. '선행', '유도', '보조', '완화'라는 목적을 가진 항암치료로, 각각의 목적에 따라 약제의 선택이나 용량 등에서 차이가 있다.

첫 번째는 '선행' 항암화학치료다. 수술 가능이지만 재발의 위험 요인들이 명확하거나 경계 절제 가능에서 미세 전이세포를 미리 치료하여 수술 후 재발의 위험을 낮추기 위해 시행한다. 두 번째는 '유도' 항암화학치료로, 절제 불가능 중 국소 진행성 병기에서 암의 전체적인 크기를 줄여 수술의 기회를 노려볼 목적으로 시행하며, 암의 크기를 줄일 수 있는 강력한 약제를 선택하는 것이 적절하다. 세 번째, '완화' 항암화학치료는 절제 불가능 중 전이성에 속할 때 또는 국소 진행성 중에서도 추후 수술의 기회를 기대하기 어려운 경우에 사용한다. 장기적으로 삶의 질을 유지하면서 수명을 연장시킬 수 있는 약제가 적절하다. 마지막 네 번째 '보조' 항암화학치료는 수술 후 재발을 낮추기 위해 사용한다. 수술 후 재발된 경우 남은 췌장에서 생긴 국소 재발 중에서는 드물게 항암치료 후 재수술을 시도하는 경우도 있지만 췌장암 재발의 대부분은 전이성에 해당되어 '완화' 항암화학치료를 시행하게 된다.

이처럼 환자의 현재 상태를 어떻게 평가하는지, 또 목표를 어떻게 정하는지에 따라 치료 전략은 달라진다. 절제 불가능으로 진단된 국소 진행성 병기는 암의 상태와 환자의 전신 상태, 나이, 치료 의지, 목적에 따라 유도 항암치료와 완화적 목적의 치료 전략이 가능하다. 유도 항암치료의 목표치에 도달하기 위해 독성이 높더라도 치료 효과가 강력한 항암치료를 진행하여, 암의 크기가 어느 정도 줄어들면 수술 가능 상태로 전환될 수 있겠다는 목표를 가지고 이를 모니터링하면서 필요하면 적절한 시기에 수술하는 전략이다. 전략의 선택 여부는 전적으로 환자의 상태와 치료의 진행 상황을 세심하고도 장기적으로 살펴봄에 따라 정해질 수밖에 없고, 이에 따라 치료의 질과 성적 면에서 큰 차이를 만들어낼 수 있다.

06

췌장암치료
- 수술

완치적수술과 완화적수술의 차이

일반적으로 '수술이 가능하다'라는 말은 완치를 목표로 몸 속에 있는 종양을 완전히 제거하는 수술을 의미한다. 하지만 경우에 따라 병을 낫게 할 수는 없더라도 증상 완화 또는 다른 치료를 이어나가기 위한 목적으로 수술을 하기도 하는데, 이를 '완화적수술'이라 한다. 그렇다면 완치적수술과 완화적수술에 해당하는 수술은 어떤 것이 있을까?

완치적수술은 췌장 머리암에 대해 '췌장두부십이지장 절제술'

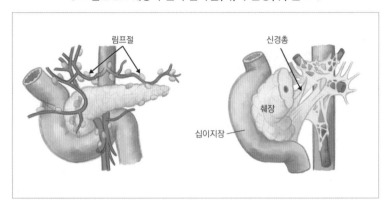

| 그림 2-27. 췌장 주변의 임파절(좌)과 신경(우) 분포 |

과 몸통암 및 꼬리암에 대해 '췌장 원위부절제술' 그리고 암이 췌장 목 부위를 포함해 광범위하게 침범한 경우에 '췌장 전절제술'을 시행할 수 있다. 췌장수술 방법은 다양한데, 비교적 얌전한 종양들은 췌장을 더 많이 보존하고 췌장 꼬리 끝에 붙어 있는 비장을 살리는 수술을 시행하기도 한다. 그러나 췌장암은 주변 조직 침투와 림프절 전이가 흔하므로 장기의 보존보다는 광범위절제가 수술의 기본 원칙으로 여겨진다.

'췌장두부십이지장 절제술'은 일명 '휘플수술'로 많이 알려져 있다. 명칭은 1935년, 이 수술을 처음으로 시행했던 미국의 외과의사 알렌 휘플의 이름에서 따온 것이다. 현재 이 수술은 췌장머리에 생기는 종양들에 대한 표준 술식이 되었다. 지난 90년 가까운 시간 동안 시행되어온 휘플수술은, 외과수술 중 가장 어렵고 복잡한 수

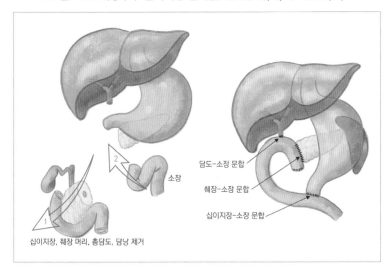

| 그림 2-28. 췌장두부 십이지장 절제술. 절제범위(좌)와 재건술(우) |

술의 대명사로 여겨져왔다.

췌장은 소화에 필요한 '아밀라아제'와 '리파아제' 같은 소화 효소를 만들어 십이지장으로 분비하는 역할을 하기 때문에 췌장머리가 십이지장과 접해 있다. 또한 간에서 만들어진 담즙이 담낭에 저장되어 있다가 음식이 십이지장으로 내려오면 담낭에 있던 담즙을 담도로 분비하는데, 곧바로 췌장 머리의 바터팽대부를 거쳐 십이지장에서 만나게 된다. 이러한 구조적 형태로 인해 췌장 머리에 암이 생길 경우 암을 건드리지 않고 주변 장기를 넓게 수술해야 한다. 그러기 위해서는 '췌장 머리', '십이지장', '담도', '담낭'을 포함하는 광범위한 부위를 한꺼번에 절제 해야한다. 또한 절제 후에는 음식과 소화제가 내려가는 길을 정교하게 연결을 해주어야 정상적인 소화기능을 유지할 수 있다. 긴 수술 시간을 필요로 할 뿐만 아니라 고도의 경험과 기술이 필요하다.

이와 달리 췌장 몸통과 꼬리 쪽에 생긴 췌장암을 제거하는 수술은 '원위부 췌장절제술'로, 절제 후 재건이 필요없기 때문에 '췌장두부십이지장 절제술'에 비해 쉬운 편이다. 합병증 발생 위험 역시 적다. 원위부 췌장암의 경우 암이 비장 주변의 림프절로 전이할 위험성이 높은 데다 대부분 비장 혈관을 침범하므로 비장을 함께 제거한다.

극히 드물지만 '췌장전절제술'을 시행해야 하는 경우도 있다. 이는 글자 그대로 췌장을 모조리 절제하는 것으로, 암이 췌장을 광범

| 그림 2-29. 췌장 몸통/꼬리 암에 대한 원위부 췌장-비장 절제술 |

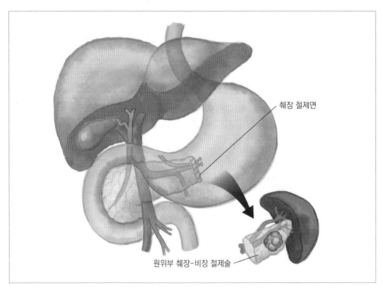

췌장 절제면

원위부 췌장-비장 절제술

위하게 침범했거나 췌장 머리와 가까운 쪽 암으로 인해 췌장의 몸통 및 꼬리의 위축이 심한 경우에 이루어지게 된다. 즉, 췌장을 보존할 의미가 없는 경우 시행할 수 있다.

'완화적 수술'은 췌장암이 십이지장을 막아 식사를 못 하게 되거나 담도를 막아 급성 담낭염이 생기는 경우 등 항암치료를 이어나가기 힘든 상황에서, 암 자체를 수술로 제거할 수는 없지만 암에 의한 합병증을 해결해주기 위해 행하는 수술이다. 막힌 십이지장을 음식이 우회할 수 있도록 위와 소장을 연결하는 수술이나 담낭절제술이 이에 해당한다. 요즘에는 대부분 이런 합병증을 해결하기 위해 침습적인 수술보다는 내시경시술이나 영상의학과의 간단한 시술을 통해 해결이 가능한 경우도 많다. 뿐만 아니라 복강경 수술로 가능한 경우들도 있으므로 환자에게 조금이라도 도움이 될 방법을 찾기 위해 여러 전문가의 의견을 듣는 것이 필요하다.

어느 날, 다른 병원에서 치료받던 40대 환자의 가족이 찾아왔다. 그는 남편이 췌장 머리 암으로 수술이 불가능해 항암치료를 지속했다. 그러나 결국 내성이 와서 암은 진행되고 십이지장이 막혀 식사를 할 수 없게 되어 치료를 지속해오던 소화기내과에서 내시경을 이용한 스텐트 시술을 하였다. 막힌 십이지장을 뚫기 위함이었다. 그러나 암의 진행이 빠르고 침윤이 길게 발생되어 스텐트를 삽입할 수 없는 상황이었다.

┃ 그림 2-30. 췌장암으로 십이지장이 막힌 경우 시행할 수 있는
내시경을 통한 스텐트 삽입술 ┃

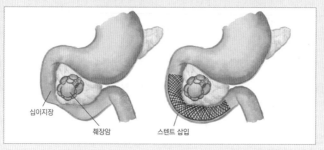

췌장 머리암이 십이지장을 침범하면 음식이 내려가는 길이 막히게 된다. 이 경우 십이지장에 스텐트를 넣어 십이지장 폐색을 해결해줄 수 있다.

환자는 식사를 하지 못해 영양 상태가 불량해지고 체력이 떨어져, 항암치료는 물론 어떠한 치료도 이어나갈 수 없었다. 아내의 이야기를 들어 보니 오랫동안 진료해주던 내과 주치의는 암도 내성이 생겨 진행 중이고, 내시경 스텐트 시술도 안 되니 도리가

없다고 판단한 상태인 듯했다. 그렇게 환자는 한 달 동안 콧줄을 넣은 상태에서 미음이나 죽도 먹지 못했다. 콧줄로 음식을 넣어도 아래로 내려가지 못하니 다시 뽑아주어야 하는 상태로 지내왔던 것이다.

"식사라도 마음껏 할 수 있다면 더 바랄 것이 없겠습니다."

환자와 가족의 이야기를 들으니 마음이 아팠다. 그 병원에서 외과와 논의를 했는지는 알 수 없으나 기회가 있었다면 복강경으로 위와 소장을 이어주는 간단한 수술을 할 수 있었을 텐데... 아무래도 환자의 주치의는 말기암 환자에게 전신마취와 수술은 불

| 그림 2-31. 위-소장 문합술 |

음식이 내려가는 십이지장이 막힌 경우 막힌 부분은 그대로 두고 위와 소장을 연결하여 음식이 우회하도록 한다.

가능에 가깝다고 여겼으리라. 하지만 아무리 말기라고 해도 멀쩡한 정신에 문제 없이 걸어다닐 수 있는 몸 상태로 일절 음식을 먹지 못한다니. 우리 다학제 팀이 가진 강점은 계속 강조해왔듯 각 분야의 전문의들이 다양한 관점으로 하나의 암을 바라보고 치료할 수 있다는 데 있다. 이런 안타까운 사례를 볼 때 다학제의 중요성을 다시 한 번 절감한다. 우리는 다학제 진료 후 복강경 수술을 결정했다. 음식이 막혀버린 십이지장을 우회해 내려갈 수 있도록, 위와 소장을 연결하는 수술을 하기로 한 것이다.

수술은 30분 만에 끝났다. 환자는 수술 후 첫날부터 입으로 물을 마시고, 이틀째부터 미음을 먹고, 3일째부터 죽을 먹기 시작했다. 그동안 물조차 제대로 못 마셨던 환자와 가족은 입으로 음식을 먹을 수 있게 되었다는 것만으로도 마치 병이 다 나은 것마냥 행복하다고 했다.

무사히 퇴원한 환자는 그동안 가지 못했던 맛집들을 찾아다니고 쇼핑과 여행까지 다니며 누리지 못하던 삶의 즐거움을 맘껏 누렸다고 한다. 안타깝지만 췌장암은 점차 진행되어 4개월 만에 세상을 떠났지만, 아내를 통해 "선생님들 덕분에 마지막 몇 개월 동안 정말 행복했다"는 감사 인사를 들을 수 있었다.

환자의 상태가 이미 손쓸 수 없는 정도에 도달해 남은 생이 얼마 없음을 알게 될 경우, 의료진이나 가족의 입장에서는 최대한 환자를 고통스럽지 않게 하고 싶다. 하지만 이와 별개로 당사자인 환자가 자신의 여생을 어떤 형태로 보내고 싶어 하는지는 존

중되어야 한다. 누군가는 보고 싶은 사람을 만나 맛있는 것을 먹고, 여행을 다니는 것이 생의 마지막을 맞이하기 전 소원일 수도 있다. 환자의 바람을 위해 의료진과 환자, 가족이 함께 해결책을 찾는다면 의미있는 결론에 도달할 수 있다.

물론 모든 환자들이 만족스럽고 행복한 시간을 경험할 수 있는 것은 아니다. 복수를 동반한 복막 전이처럼 병이 광범위하게 진행된 경우라면 복강경수술도 크게 도움되지는 못했을 것이다. 병이 더 진행되지 못하게 막는 것도 중요하지만, 병이 진행되어 합병증이 생겼을 때에 필요한 여러 해결 방법을 고민해야 한다. 다학제 진료는 이 모든 상황까지 함께 논의하며 보다 긍정적인 진단과 치료를 진행해볼 수 있는 방법이다.

많이, 넓게 절제하면 좋은가?

지난 약 20년 동안 췌장암수술 기술은 눈부신 발전을 이루었다. 요즘은 암이 혈관을 침범한 경우라도 숙련된 외과의사들은 혈관을 동시에 절제하고 연결하는 작업을 능숙하게 해낸다. 외과 수술의 발전과 수술 후 관리가 세계적으로 체계화되고 표준화되면서 췌장암수술의 안전성은 매우 향상되었다. 수술 기술이 발전하면서 외과 의사들은 광범위하게 그리고 깔끔하게 수술한다면 환자의 생존율도 향상되지 않을까에 대한 많은 연구들을 진행했다. 환자들 역시 마찬가지였다. 수술로 빠르고 완전하게 암을 제거하면 췌장암이 완치될 것으로 기대했던 것이다.

하지만 이러한 연구들은 결과적으로 '암을 포함하여 주변 장기들을 광범위하게 수술하는 것이나, 암이 다 제거되는 수준의 일반적인 범위로 수술하는 것이나 치료 성적에는 차이가 없다'는 결론을 보고했다. 췌장암은 눈에 보이는 암만 수술적으로 제거한다 해서 완치되는 암이 아니라는 것이다. 이는 췌장암은 그 특유의 특성(췌장암 세포가 혈관, 신경, 림프관 등을 침범해 전이를 잘하는)을 고려해 몸 전체를 치료하는 전신치료, 즉 항암치료가 중요하다는 결과로 이어졌다. 최근 10년간 췌장암을 전신 질환으로 이해하는 개념의 전환과 함께 크게 발전한 것이 있다. 췌장암 항암치료의 발전과 복강경수술, 로봇수술과 같은 최소침습수술의 발전이다.

최소침습수술의 바람:
필요한 만큼이면 충분, 빨리 항암치료로 넘어가자

같은 '췌장두부십이지장 절제술'과 '원위부 췌장절제술'이라 하더라도 다른 암이나 질환으로 수술하는 것과 췌장암으로 수술하는 것은 난이도 차이가 크다. 대부분의 양성 질환들은 병변이 췌장 내에 있거나 경계가 매끈하여 절제가 용이한 반면, 췌장암은 췌관세포에서 기원한다. 그렇기 때문에 기본적으로 췌장염이 동반되어 있어 주변 장기와 유착이 심하다. 뿐만 아니라 주변 장기에 스며들듯 잘 침범하므로 주변 장기를 같이 절제해야 하는 경우가 잦고, 췌장 주변의 신경조직과 림프조직을 광범위하게 제거해야 한다. 심지어 혈관 침범도 잘하는 탓에 혈관을 동시에 절제하고 새로

| 그림 2-32. 주변 장기를 잘 침범하는 췌장암 |

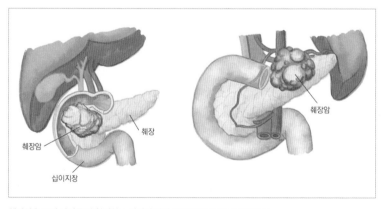

췌장암은 주변 장기를 잘 침범하는 성질이 있다. 췌장 머리암(좌), 몸통암(우)

연결해야 하는 등의 고난도 기술을 요하는 경우도 많다.

췌장암 술기가 발전하여 수술의 안전성이 확보되었다. 그러자 다양한 수술 영역에서 자리를 잡은 복강경수술과 로봇수술이 췌장암에서도 점차 그 영역을 넓힐 수 있게 되었다. 과거 의료계에는 이런 말이 있었다. 'Big surgeons make Big incision' 배를 크게 열고 수술하는 외과의사일수록 위험하고 큰 수술을 하므로 위대한 외과의사라는 뜻이다. 하지만 세상이 달라졌다. 작은 상처로 큰 수술을 잘하는 외과의사가 존경받는 시대가 되었다. 췌장암에서도 최소침습수술의 의미는 굳이 개복하여 더 광범위하게 절제한다고 생존율이 높아지는 것은 아니라는 게 밝혀졌다. 최소침습수술로도 암수술의 원칙을 준수하면서 개복수술과 동일한 성적을 내고 있다는 연구 결과들이 보고되고 있다. 무엇보다 최소침습수술에 외과의사들이 열성적인 이유는, 회복이 빠르다는 장점 때문이다. 동일한 수술 결과를 낼 수 있다면 빠르게 회복하여 항암치료를 서둘러 진행할 수 있다.

어렵다는 췌장두부십이지장절제술.
로봇수술과 복강경수술 중 어떤 걸 선택해야 하나

외과수술 중 고난도 기술의 총망라로 외과수술의 꽃이라 불리는 췌장두부십이지장 절제술. 최소침습수술의 최후의 보루라 생각했던 이 수술도 개복하지 않고 작은 구멍만으로 수술할 수 있는 시대가 되었다. '최소침습수술'이란 몸에 큰 상처를 내는 기존 수술과 달리 작은 상처만으로 치료할 수 있는 기술로, 관절경수술, 복강경수술, 흉강경수술, 로봇수술 등을 총칭한다. 그 중에서 복부수술에는 복강경수술과 로봇수술이 사용되는데, 복강경수술은 복부에 작은 구멍을 만들고 뱃속에 안전한 가스를 주입하여 복강을 부풀린다. 그다음 카메라를 삽입하여 모니터를 통해 복강내를 들여다보면서 작은 기구들을 통해 수술하는 방법이다. 로봇수술은 복강경수술의 일종으로, 복강경수술과 원리는 같다. 차이점은 고도의 컴퓨터, 로봇 기술이 들어가 의사의 눈과, 손을 도와 보다 안정적인 수술을 할 수 있다는 것이다.

흔히 로봇수술이 더 좋을 것이라 생각할 수 있으나, 어떤 수술에, 어떤 술기에 적용되느냐에 따라 장단점이 달라진다. 복강경수술과 로봇수술이 가지고 있는 특징과 장단점이 있기 때문이다.

복강경수술의 장단점으로는 수술 세팅이 비교적 간단하고, 사용할 수 있는 기구들이 다양하며, 수술 중 기구의 교체가 쉽고 빠르다는 것이다. 반면, 기구의 관절운동에 제한이 있고, 모니터를 보면서 수술하기 때문에 원근감과 장기의 촉감을 느끼는데 제한이 있으며, 의사의 자세가 심히 불편하여 장시간 수술하는 것이 매우 힘들다. 환자의 고통과 상처를 최소화하기 위해 외과의사의 수명이 단축되는 셈이다. 췌장두부십이지장절제술을 복강경으로 수술하는 경우 평균 6~8시간이 소요된다. 수술이 끝나면 수술실 한구석에 한동안 누웠다 일어나야 회진돌러갈 힘이 생긴다. 또한 술기를 익히는 데 오랜시간이 걸린다는 단점도 있다. 젓가락질 자체를 배우는 데만 상당한 시간이 걸리는데, 더 나아가 긴 젓가락으로 콩이나 팥을 집는 데 많은 노력이 필요한 것에 비유하면 이해가 쉬울 것이다. 실제로 동양 외과의사들이 서양 의사들에 비해 복강경수술에 능한데, 그 이유를 젓가락 사용에서

오는 것이라 믿는 사람들이 많다.

로봇수술은 복강경수술과 마찬가지로 복부에 작은 구멍을 내어 연필 크기의 작은 로봇 카메라와 로봇기구들을 삽입하여 진행하는 복강경수술의 일종이다. 고도의 컴퓨터공학과 로봇기술의 집약체이다. 의사는 콘솔이라고 하는 조정석에 앉아 3D 입체 화면을 들여다보면서 조정키를 움직인다. 그러면 환자의 몸속에 들어가 있는 로봇팔이 의사의 손 동작과 똑같이 움직이게 된다. 의사는 편안한 자세[인체공학적 자세]로 앉은 채 화면을 들여다보면서 수술하기 때문에 장시간 서서 불편한 자세로 수술해야 하는 복강경수술에 비해 굉장히 편하다. 외과의사가 앉아서 수술하고, 수술 참관하는 학생, 전공의 선생님도 편안히 앉아서 모니터로 배우는 시대가 온 것이다. 또한 외과의사의 조정석 모니터는 환자의 뱃속을 직접 들여다보는 것과 같은 3차원 입체 영상으로 나타나며, 약 15배까지 확대하여 볼 수 있다. 실핏줄에 흐르는 피가 마치 적혈구처럼 보이는 착각이 들 정도다. 무엇보다 로봇 기구는 복강경과 달리 사람의 손목과 같은 관절이 있어 원하는 방향의 모든 작업들을 수행할 수 있다. 로봇손의 움직임은 손떨림 같은 불필요한 동작은 제거되어 보다 정확한 작업이 가능하다. 물론 로봇수술에도 단점은 있다. 기구의 교체나 수술 세팅이 번거롭고, 기구들의 움직임 속도에 제한이 있어 복강경수술에 비해 정적이다. 그래서 정확도가 요구되는 작업에 유리하다. 그러나 가장 큰 단점은 기구들의 비용이 비싸다는 것이다.

장단점을 종합해보면 로봇수술이 확실히 좋다고 느낄 수 있다. 그러나 어디에 무엇을 위해 쓰느냐에 따라 복강경이 나을 수도, 로봇이 나을 수도 있다. 가령, 충수돌기수술[일명, 맹장염수술]과 같은 수술은 기구들의 복잡한 움직임이 필요없고, 수술시간도 짧다. 이때는 준비과정이 번거롭고 움직임이 비교적 느린 로봇수술보다 복강경수술이 더 유리하다.

그렇다면 췌장두부십이지장절제술 같은 수술은 어떨까?

췌장두부십이지장절제술은 췌장두부암(췌장머리암), 원위부담도암, 십이지장팽대부암, 십이지장암과 같이 췌장머리 부근에 종양이 생겼을 때, 췌장머리, 십이지장, 담도, 담낭까지 절제하는 수술이다. 이렇게 광범위한 장기를 절제하고 나면 음식과 소화제가 내려가는 길이 차단된다. 이때 남아 있는 장기들을 새로 연결해주어야 하는데, 특히 남아 있는 췌장을 소장과 연결시키는 재건술이 가장 어려운 기술을 요하며, 수술 후 합병증을 유발하는 주범이 되기도 한다.

│ 그림 2-33. 절제하고 남은 췌장을 소장과 연결하는
췌장-소장 문합술 │

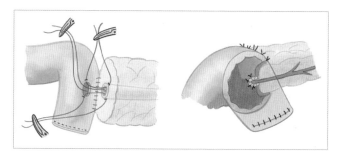

특히, 췌장은 소화제를 만들어 분비하는 장기로 수술 후에 췌장액이 연결 부위에서 누출되어 여러 가지 문제를 일으킨다. 그렇기 때문에 이 재건술이 무엇보다 중요하다. 췌장에서 만들어진 췌장액이 분비되는 길인 췌장관을 소장에 작은 구멍을 내어 연결해야 하는데, 정상 췌장에서 췌장관의 지름이 2~3mm 정도밖에 되지 않아 이 작은 췌장관을 연결하는 것이 여간 어려운 일이 아니다. 췌장은 두부같이 부드러운 조직으로 되어 있어 두부를 바느질하는 것과 같다고 생각하면 쉽다. 로봇의 장점은 이를 조금 더 쉽게, 정확하게 하는 데 많은 도움을 주고 있다.

하지만 췌장두부십이지장 절제술에 대한 최소침습수술은 복강경수술이 먼저 시도되었고, 이후에 로봇수술이 적용되었다. 그래서 초창

기에 복강경수술을 재빨리 습득한 선생님들은 이미 로봇수술과 비슷한 정도의 기술을 터득하였기에 수술 성적에서 큰 차이를 보이지 않는 경우가 많다. 그런 선생님들 중에서는 로봇을 다시 습득할 시간적 여유가 없어 복강경수술만 하는 분들도 있고, 췌장재건술을 복강경수술로 할 경우 개복술만큼의 결과를 못 볼 것이라는 믿음으로 시작조차 않다가 로봇수술이 보급화됨에 따라 로봇수술을 시작한 선생님들도 있다.

최근의 연구결과들을 살펴보면, 복강경수술과 로봇수술의 수술성적은 비슷하다는 것이 일반적이다. 췌장두부십이지장절제술 후에 나타나는 합병증으로는 췌장액 누출이 가장 흔하고 위험하다. 그 위험성은 재건술의 기술적인 문제도 있지만, 가장 중요한 인자는 췌장 조직 자체가 부드럽고, 췌장관 지름이 3mm 이하로 작은 경우이다. 이런 췌장은 아무리 잘 연결해도 췌장액 누출을 100% 막는 것이 사실상 불가능하다. 다만, 여러 가지 조치들로 누출을 최소화하고, 누출이 있더라도 연결부위를 잘 아물게 하여 회복을 돕고 있다.

정리하면, 재건술에 있어서 로봇수술은 복강경수술에 비해 시간이 단축되어 외과의사의 수술 피로도를 덜어준다는 측면에서는 긍정적이다. 그러나 숙련된 외과의사에서는 복강경수술과 로봇수술 모두 수술성적에서 큰 차이가 없다는 것이 일반적인 연구결과이다.

07

췌장암치료
- 항암치료(상)

강력한 항암제의 등장

췌장암은 처음 진단 시에 이미 암이 전신에 퍼져 있는 경우가 많다. 초기라는 판단하에 수술을 시행했던 환자들조차 높은 재발률을 보이는 경우도 많다. 따라서 췌장암의 치료는 전신 질환에 준해 치료 전략을 세우게 되는데, 이 '전신 질환으로서의 치료'로 접근하기 위해서는 강력한 항암제가 필수다. 과거에는 현재만큼 강력한 항암제가 없었기 때문에 췌장암 환자에게 항암치료를 시도해도 큰 효과를 기대할 수 없었다. 더구나 췌장암 특성상 항암치료에 강한 내성을 갖고 있기에, 항암치료의 도움이 절실했음에도 불구하고 큰 도움을 얻을 수 없었다.

췌장암이 가진 생물학적 특징은 '종양 내에 섬유조직이 많이 포함되어 있다'는 것이다. 이 특징이 항암치료의 효과를 약화시키는 주범이다. 췌장암 내의 풍부한 섬유조직들이 혈관을 압박하고 딱딱하게 감싸게 되어 혈액을 통해 암으로의 약물 전달을 방해한다. 아무리 좋은 항암제를 쓰더라도 효과를 보이기 위해서는 그 형태가 주사든 먹는 약이든 혈액을 통해 암까지 도달해야 하는데, 췌장암은 원활한 약물 전달이 제한되는 특징을 가진 것이다. 심지어 췌장암은 암 내부에 면역을 억제하는 '암미세환경'이 조성되어 있다. 그러니 다른 고형암에서 좋은 효과를 보이는 면역항암제도 췌장암에서는 힘을 발휘하기가 어려웠다. 이런 상황을 극복하기 위해 췌장암을 연구하는 전문가들은 다양한 전략을 시도하기 시작했고, 그렇게 등장한 것이 기존 약제보다 업그레이드된 '폴피리녹스(3가지 약제를 병용한 요법)'와 '아브락산' 그리고 '오니바이드' 같은 약제들이다.

췌장암의 모든 병기에 사용할 수 있는 '폴피리녹스'

'항암치료에 대한 강력한 내성'이라는 걸림돌을 가진 췌장암. 이 췌장암에 성공적인 항암제를 처음 선보인 이들은 다름 아닌

프랑스의 연구자들이었다. 이들이 선보인 것은 바로 '폴피리녹스 (FOLFIRINOX)'라는 항암요법이었다. 이 '폴피리녹스'를 이해하기 위해서는 먼저 '폴폭스(FOLFOX)' 요법과 '폴피리(FOLFIRI)' 요법에 대해 알아야 한다.

폴폭스와 폴피리라는 두 가지 요법은 대장암에서 흔히 사용되는 항암요법으로, 각각 '5-FU'와 '옥살리플라틴(Oxaliplatin)'이라는 두 약제를 병합한 치료법(폴폭스)과 '5-FU'와 '이리노테칸 (Irinotecan)'이라는 두 약제를 병합한 치료법(폴피리)을 말한다.

프랑스 연구자들은 췌장암에도 이 두 가지 요법을 사용해보았지만 대장암과 달리 이 2가지 약제를 병합한 치료들로는 큰 효과가 없음을 확인했다. 이에 새롭게 3가지 약제를 한 번에 병합한 치료법인 '폴피리녹스'를 고안했다. 2가지 약제의 병합 치료요법이었

| 그림 2-34. 췌장암 약물치료의 발전 |

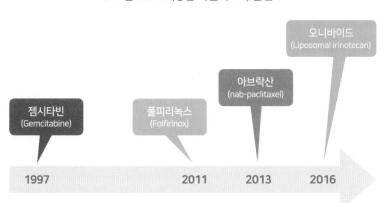

강력한 항암효과를 통해 췌장암의 항암제 내성을 극복한 폴피리녹스(FOLFIRINOX)

던 폴폭스와 폴피리를 넘어, 5-FU, 옥살리플라틴, 이리노테칸의 3가지 약제를 한 번에 투여하는 요법을 개발해낸 것이다. 이렇게 탄생하게 된 폴피리녹스 요법은 내성이 강한 췌장암에 원자폭탄 투하와 비슷할 정도로 강력한 항암 효과를 선보였다.

사실 이러한 발상은 의료인의 입장에서 쉽게 시도할 만한 일은 아니다. 일반적으로 더 많은 약제를 한 번에 투여할 경우 당연히 더 좋은 항암효과가 나타나겠지만 실제로 쉽게 해볼 수 없는 이유는 간단하다. 항암제의 종류와 용량을 늘리면 그에 비례해 부작용 역시 함께 늘어나 '감당할 수 없는 수준의 부작용'이 생길 수 있기 때문이다. 처음 폴피리녹스 요법으로 췌장암의 항암치료 임상연구가 진행되고 있을 때, 심각한 부작용 발생 가능성을 우려하는 전문가들도 많았다. 하지만 이러한 우려의 시선들은 오래가지 못했다. 폴피리녹스로 치료받은 췌장암 환자들이 처음으로 12개월에 근접한 중간 생존 기간을 보여주었던 것이다! 이는 곧 '아, 췌장암은 다른 암들과 달리 이만큼이나 강력한 약제를 사용해야만 잡을 수 있는 암이구나'라는 사실을 증명해주는 실례가 되었다.

폴피리녹스는 부작용 면에서 기존의 2가지 약제 병합치료(폴폭스, 폴피리)보다 높은 경향을 보이기도 했다. 그러나 부작용을 상쇄하고도 남을 만큼 '췌장암의 진행'을 효과적으로 막아주었다. 결과적으로 이를 통해 췌장암 환자들이 느끼는 삶의 질 역시 확연하게 향상됨을 확인할 수 있었다. 특히 췌장암의 경우 암이 진행되면서 나타나는 통증과 복수 등의 합병증이 삶의 질을 크게 악화시키곤 한다. 그러한 이유 때문에 대가를 치르더라도 췌장암 자체의 진행을 막아줄 수만 있다면, 합병증을 막음으로써 환자들의 삶의 질 유지에 큰 도움을 줄 수 있었다. 현재까지 폴피리녹스는 '절제 가능 췌장암', '경계 절제 가능 췌장암', '국소 진행성 췌장암', '전이성 췌장암' 등 췌장암의 모든 병기에서 활발히 사용되고 있다.

진료실에서 췌장암 환자들이 단순히 수명 연장을 목표로 항암치료를 하고 싶지는 않다고 하면 우리 의료진들은 "치료를 하지 않을 때 겪게 되는 췌장암의 진행과 관련된 다양한 합병증들(극심한 통증, 복수, 장폐색, 황달 등)을 막고 삶의 질을 유지하기 위해서라도 가능하면 항암치료를 받는 것이 좋습니다"라고 환자와 가족들을 설득하곤 한다. 그만큼 폴피리녹스의 등장이 췌장암 환자들에게 줄 수 있는 긍정적인 효과가 증명되었기 때문이다. 다만 앞서 언급했듯이 폴피리녹스 치료법은 강력한 효과와 함께 많은 부작용을 수반한다. 그 때문에 환자가 이를 견딜 수 있을 정도의 활력 징후, 활동 상태(performance status)를 가진 경우에만 받을 수 있도록 권고하고 있다.

강력한 약물 전달력을 통해
치료 효과를 향상시킨 '아브락산(Abraxane)'

췌장암에 처음으로 강력한 효과를 선보인 폴피리녹스가 세상에 등장한 뒤, 나노기술을 활용한 새로운 항암제 '아브락산'이 소개되었다. 앞서 소개했던 폴피리녹스가 췌장암의 치료 내성을 극복하기 위해 투하하는 강력한 원자폭탄이라면, 아브락산은 나노기술을 접목하여 암으로 효율적인 약물 도달을 가능하게 만드는 전략을 사용한 항암제다.

아브락산은 나노기술을 이용하여 우리 몸에 존재하는 단백질인 '알부민'에 기존의 항암제인 '파클리탁셀(Paclitaxel)'을 결합한 약

| 그림 2-35. 나노기술을 이용한 항암제 '아브락산' |

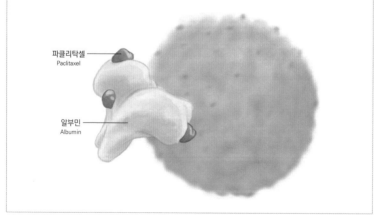

제다. 암에서 알부민 흡수가 높다는 점을 이용하여 이와 붙어 있는 파클리탁셀을 효율적으로 전달해 암을 사멸시키는 전략을 가지고 있다. 이러한 아브락산과 '젬시타빈(Gemcitabine)'의 병합치료는 폴피리녹스보다 독성이 덜하다는 장점이 있어, 전신 상태가 조금 떨어지는 고령의 환자도 효과적인 항암치료가 가능하다. 아브락산과 젬시타빈의 병합치료는 현재에도 '국소 진행성 췌장암'과 '전이성 췌장암'의 완화 목적 치료에서 활발히 사용되고 있다.

또 하나의 나노기술을 이용한 약물, 오니바이드(Onivyde)

현재 췌장암에서 가장 많이 사용되는 1차 치료제는 폴피리녹스 또는 아브락산과 젬시타빈 병합치료법이다. 하지만 이외에도 후속 치료제로 최근에 등장한 약물이 있는데, 바로 '오니바이드(Onivyde)'이다.

오니바이드는 아브락산처럼 나노기술을 접목한, 기존의 이리노테칸이라는 약물을 'Liposome'이라는 물질로 포장하여 암까지의 전달율을 높인 약물이다. 두 약물은 나노기술을 접목했다는 공통점이 있지만 같은 부류로 여기지는 않는다. 오니바이드의 크기(110nm) 때문이다(나노물질은 100nm 이하의 크기를 기준으로 정해진다). 그

| 그림 2-36. 나노기술을 이용한 항암제 '오니바이드' |

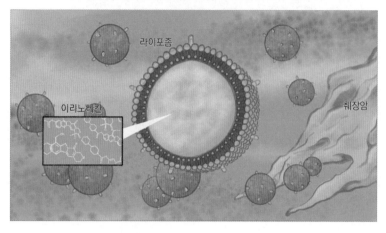

래서 분류상의 차이는 있어도 '오니바이드' 역시 나노기술이 접목된 것이다.

다른 고형암과 달리 췌장암에서 나노기술을 이용한 약물들이 활발히 사용되는 이유는 두꺼운 섬유조직으로 둘러싸인 췌장에 암이 생기면 일반적인 약물이 종양 부위에 잘 전달되지 않기 때문이다. 또한 나노기술을 접목한 약물의 부작용도 폴피리녹스 요법에 비해 낮은 편이다. 그 결과 현재 오니바이드는 젬시타빈 기반의 항암치료 후, 병이 진행되었을 때의 후속 치료 요법으로 활발히 사용되고 있다.

08

췌장암치료
– 항암치료(하)

췌장암의 항암치료는 목적에 따라 크게 둘로 나눌 수 있다. 수술 후 재발 방지와 완치를 목적으로 시행하는 '보조항암치료(Adjuvant chemotherapy)'와 수술이 불가능한 환자들에게 시행하는 '완화항암치료(Palliative chemotherapy)'다.

보조항암치료는 수술을 통해 눈에 보이는 암을 모두 제거했더라도 혹시 남아 있을지 모르는 미세전이 암을 제거하여 완치율을 높이는 것을 목적으로 한다. 보통 6개월 정도의 특정 기간을 정해 두고 항암치료를 진행하는데, 수술을 하더라도 재발의 위험이 높은 췌장암은 수술받은 모든 환자가 수술 후 병기에 관계없이 보조

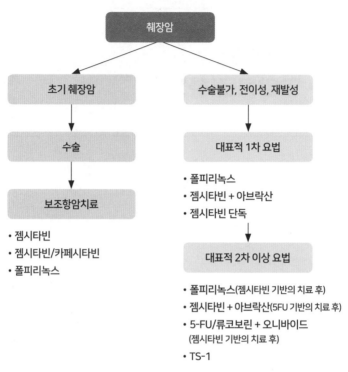

| 그림 2-37. 췌장암의 항암치료 |

췌장암

초기 췌장암

수술

보조항암치료

• 젬시타빈
• 젬시타빈/카페시타빈
• 폴피리녹스

수술불가, 전이성, 재발성

대표적 1차 요법

• 폴피리녹스
• 젬시타빈 + 아브락산
• 젬시타빈 단독

대표적 2차 이상 요법

• 폴피리녹스(젬시타빈 기반의 치료 후)
• 젬시타빈 + 아브락산(5FU 기반의 치료 후)
• 5-FU/류코보린 + 오니바이드
  (젬시타빈 기반의 치료 후)
• TS-1

항암치료의 대상이 된다. 그에 반해 완화항암치료는 수술이 불가
능한 '국소 진행성', '전이성', '재발성' 췌장암을 가진 환자에게 시
행되며, 생존 기간을 늘리고 암의 악화에 따른 불편감과 합병증을
줄이는 것을 목적으로 한다. 따라서 완화항암치료는 보통 목표 기
간을 정하지 않고 치료를 시작한다.

췌장암수술 후 보조항암치료

● 젬시타빈과 5-FU/류코보린(Leucovorin)

2010년에 발표된 대규모 3상 임상연구 'ESPAC-3'에서는 수술 후 보조항암치료로 6개월간 '5-FU/류코보린'과 젬시타빈 보조항암치료의 결과를 비교했다. 젬시타빈과 5-FU/류코보린치료가 전체 생존 기간에서는 차이를 보이지 않았지만, 젬시타빈 군에서 부작용이 적은 경향을 보였다. 그래서 젬시타빈을 최근까지도 췌장암의 중요 표준 보조항암치료 약제로 사용해왔다. 젬시타빈의 항암 일정은 3주 동안 매주 주사를 맞고 1주 쉬는 일정이며 총 6개월 동안 진행한다.

● 젬시타빈/카페시타빈(Capecitabine)

2017년에 발표된 대규모 3상 임상연구 'ESPAC-4'에서는 수술 후 보조항암치료로 6개월간 '젬시타빈' 단독치료와 '젬시타빈/카페시타빈' 병합치료의 효과를 비교했다. 그 결과 젬시타빈/카페시타빈 병합치료의 효과가 젬시타빈 단독치료에 비해 전체 생존 기간을 향상시키는 것으로 밝혀졌다. 젬시타빈/카페시타빈의 투약 일정은 4주 주기 중 3주 동안 매일 하루 2번 카페시타빈 복용, 매주 젬시타빈 주사를 맞고, 1주간 모든 약제를 쉬는 것으로 이루어진다. 다만 카페시타빈이 추가되면서 '기력 저하', '수족 증후군', '설사' 등의 부작용이 늘어났기에 젬시타빈 단독치료보다 주의 깊은 관찰이 필요하다.

● 변형된 폴피리녹스(mFOLFIRINOX)

최근 'PRODIGE-24 /CCTG PA-6' 연구는 절제 가능한 췌장암의 수술 후 보조항암치료로 기존의 폴피리녹스 요법의 용량을 감량한 'modified FOLFIRINOX' 치료(변형된 폴피리녹스: '옥살리플라틴 85mg/m², '이리노테칸 150mg/m²', '류코보린 400mg/m²'를 46시간에 걸쳐 '5-FU 2400mg/m²' 주사, 2주마다, 총 12주기)를 젬시타빈과 비교한 결과, 전체 생존 기간이 향상되었다(54.4개월 vs. 35.0개월). 이는 지금까지 췌장암의 보조항암치료에서 발표된 가장 좋은 결과다. 그러나 전신 상태가 좋은 환자만 선택하여 등록했다는 한계가 있고, 항암제의 독성과 부작용 역시 젬시타빈 단독치료에 비해 늘어났기에 6개월 치료를 완주하지 못한 환자들도 33.6%나 되었다. 폴피리녹스 요법을 수술 후 재발률을 낮추기 위한 보조항암치료로 고려한다면 잘 견딜 수 있는 적절한 환자를 선별하는 것이 중요하다.

한편, 그림 2-38과 같이 췌장암의 수술 후 치료 성적을 향상시키기 위해 지금까지 다양한 보조항암치료들이 시도되었다. 이러한 노력들 덕분에 수술 후 아무런 치료를 하지 않았을 때(관찰)는 8%에 머물렀던 5년 생존율이 폴피리녹스치료 이후 43.2%까지 향상되었다. 하지만 여전히 대다수의 췌장암 환자들이 수술 후에도 재발로 고통받고 있으므로 다양한 임상연구를 통한 더 나은 보조항암치료의 개발이 절실한 상황이다.

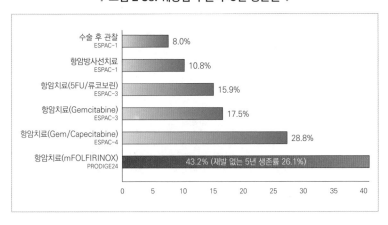

| 그림 2-38. 췌장암 수술 후 5년 생존율 |

진행성/전이성 췌장암의 항암치료

● **폴피리녹스(5-FU + 류코보린 + 이리노테칸 + 옥살리플라틴)**

폴피리녹스는 전이성 췌장암 환자의 1차 치료제로 진행한 3상 임상시험을 통해, 젬시타빈에 비해 우월한 치료 효과를 입증하여 췌장암에서 가장 중요한 항암제로 사용되고 있다.

폴피리녹스는 모두 주사제로, 2주를 투여 주기로 한다. 1회 투여 시 2박 3일이 소요되므로 입원을 통해 진행하는 경우가 많다. 외래에서 항암치료를 희망한다면 인퓨저(infusor)를 이용해 첫날 4종류의 약제를 병원에서 투여하고, 이어서 5-FU를 인퓨저에 넣어 귀가할 수도 있다. 폴피리녹스는 주로 췌장암의 1차 치료제로 사용되지

만 젬시타빈 기반의 1차 치료(젬시
타빈/아브락산)에 실패한 경우 후속
치료로 사용되기도 한다. 폴피리
녹스치료는 '호중구 감소증 및 이
에 동반된 발열' 등 입원이 필요한
중증도의 부작용이 나타날 수 있
어 주로 전신 상태가 좋은 환자에
서 사용을 고려한다. 고령 환자에
서는 전신 상태가 좋더라도 용량
을 줄여야 하거나 투여가 어려울
수 있다. 장기간 폴피리녹스 투여
시 옥살리플라틴으로 인한 말초신

| 그림 2-39. 인퓨저(infusor) |

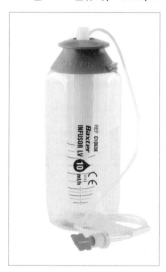

인퓨저는 약물을 일정한 속도로 주입하는
장치다.

경병증(손발 저림)으로 치료를 지속하기 어려워진다면 용량을 줄이
거나 옥살리플라틴을 제외하여 투약할 수도 있다. 부작용의 관리
가 폴피리녹스 요법에서는 필수적이다.

● 아브락산(알부민 결합 파클리탁셀) + 젬시타빈

아브락산과 젬시타빈의 병용 요법은 '전이성 췌장암' 환자의 1차
치료제로 진행한 3상 임상시험을 통해 젬시타빈 단독치료에 비해
우월한 효과를 입증하여, 현재 췌장암에서 폴피리녹스 요법과 함
께 가장 활발히 사용되는 치료법이다. 모두 주사제로, 4주 주기 중
3주간 매주 1회 투여 후 1주 쉬는 일정이다. 따라서 병원에 자주

가야 하는 단점이 있지만 폴피리녹스보다 부작용이 적어 전신 컨디션이 떨어지는 환자들도 치료가 가능하다. 또한 입원이 필요하지 않아 외래에서 투여받고 당일 귀가할 수 있다는 장점도 있다. 주로 췌장암의 1차 치료제로 사용되나 5-FU 기반의 1차 치료(폴피리녹스)에 실패한 경우 후속 치료로도 사용된다. 다만 일부 전신 컨디션이 좋지 않거나 고령의 환자들에게는 젬시타빈 단독 치료도 고려할 수 있다.

● 오니바이드(리포좀 이리노테칸) + 5-FU + 류코보린

오니바이드 병합치료는 '전이성 췌장암' 환자에서 젬시타빈을 기반으로 하는 1차 치료에서 병이 악화되었을 때 후속치료로 5-FU + 류코보린만 사용했을 때보다 오니바이드까지 병합치료했을 때 더 향상된 치료 효과가 있는 것으로 확인되었다. 오니바이드 병합치료는 주사 약제로 2박 3일 동안 투여하고 주기는 2주다. 인퓨저를 사용하면 집에서도 투약이 가능하다. 주요 부작용으로는 '기력 저하', '호중구 감소증' 등이 있다.

● S-1(TS-1)

젬시타빈을 기반으로 하는 1차 치료에 실패한 환자를 대상으로 5-FU의 전구체인 'S-1'을 사용한 2상 연구결과들이 10% 정도의 종양이 줄어드는 효과와, 5~6개월의 생존 기간을 보고한바 있어 현재 췌장암의 후속치료 옵션으로 사용되고 있다. S-1은 경구 약제로, '기력 저하', '설사', '오심' 등이 발생할 수 있으나, 다른 항암 요법에 비해 부작용이 비교적 적어 고령의 환자나 전신 컨디션이 조금 떨어지는 경우에도 용량을 조절해 투약할 수 있다.

● 린파자(올라파립, Olaparib)

BRCA 변이가 있는 난소암에서 치료 효과가 입증된 약제로, 2014년 미국에서 허가 후 사용되기 시작했다. '전이성 췌장암' 환자에서는 1차 치료로 폴피리녹스 등과 같이 '백금계 화합물'이 포함된 항암치료를 16주 이상 시행한 후, 진행성 병변 없이 안정된 상태에서 생식세포 유전자 BRCA1 또는 BRCA2 돌연변이가 있는 환자는 린파자(300mg 1일 2회)를 유지 치료로 사용할 수 있다. 린파자는 폴피리녹스 항암제를 오래 사용하면서 생기는 여러 부작용을 피할 수 있는 장점이 있다. 하지만 실제 우리나라에서 BRCA1 또는 BRCA2 돌연변이를 가진 환자는 전체 췌장암 환자의 5% 미만이므로 극히 일부 환자에게만 사용 가능하다. 부작용으로는 '빈혈', '호중구 감소증', '기력 저하', '구내염' 등이 있다.

혹사 당하는 혈관을 위한 1등 도우미, 케모포트

항암치료를 할 때 가장 혹사 당하는 신체 부위는 혈관이다. 대부분의 항암제가 정맥을 통해 투입될 뿐만 아니라, 식사량이 부족할 경우에도 정맥을 통해 수액이나 영양제를 맞기 때문이다. 문제는 혈관이 오랫동안 사용되면 손상을 입고 차츰 굳어진다는 점이다. 채혈이 어려워지니 혈액 검사를 위해 바늘에 여러 번 찔려야 하고, 약물 투여에도 문제가 생겨 자칫 항암제가 혈관 밖 피부나 근육으로 새어나가 염증이 생기기도 한다.

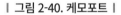

| 그림 2-40. 케모포트 |

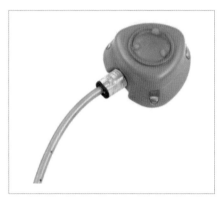

케모포트란 혹사 당하는 혈관을 보호하고 안전하게 정맥 혈관을 확보하기 위해 고안된 의료보조기구다. 위 사진과 같은 모양을 가진 케모포트는 주기적으로 항암치료를 해야 하는 환자의 피부 속에 삽입되어 환자를 돕는다. 보통 가슴 상부(쇄골 아래)의 피하조직에 넣게 되는데, 겉으로 보기에는 동전 정도의 크기만큼 튀어나와 보인다. 일반적인 정맥 카테터보다 훨씬 더 오랫동안 체내에 유지할 수 있으며, 다음과 같은 장점들 덕분에 최근 항암치료를 장기적으로 받아야 하는 환자들의 90% 이상이 케모포트 시술을 받고 있다.

케모포트의 4가지 장점
❶ 한 번 삽입하면 막히지 않는 한 혈관에 대한 걱정 없이 계속 사용할 수 있다.
❷ 포트가 피부 밑에 삽입되기에 외관상 잘 보이지 않는다.
❸ 사용하지 않을 경우 소독이 불필요하다.
❹ 수영이나 목욕 등의 활동이 자유롭다.

케모포트 삽입은 영상의학과 혈관조영실에서 시술한다. 국소 마취 후에 피부를 절개하여 직경 2cm 정도의 동그란 케모포트를 삽입하고 혈관과 연결한 후 봉합하는 것으로, 20~30분 정도 소요된다. 시술이 끝나면 혈관을 사용할 일이 있을 때마다 전용 특수바늘을 케모포트에 간단하게 삽입하여 사용하므로, 혈관 걱정 없이 항암제나 수액을 맞을 수 있다. 다음은 케모포트를 삽입한 뒤의 관리법을 간단하게 정리한 것이다.

실밥 제거 전: 시술 후 2주 이내
• 물이 들어가지 않도록 조심한다.
• 주기적으로 소독한다. 특히 삽입 부위가 오염되면 반드시 소독해야 한다..
• 필름 부위가 가렵다면 멸균 거즈로 교체한다.

실밥 제거 후: 시술 2주 후
• 소독은 더 이상 필요하지 않다.
• 목욕이나 수영을 해도 된다.
• 케모포트의 위치 변화가 느껴진다면 의료진과 상의한다. (기본적으로 포트는 피부 밑에 고정되므로, 위치가 변하거나 빠질 위험은 극히 적지만 만약의 경우에 한해)
• 장기간 사용하지 않을 경우, 한 달에 한 번 정도 병원을 방문하여 혈전이 생기지 않도록 항응고제를 케모포트 내에 주입한다.

케모포트는 항암치료가 끝나면 언제든 제거할 수 있다. 다만 재발 위험이 높은 환자의 경우에는 몇 개월 더 경과를 관찰한 뒤에 제거하기도 한다. 마지막으로, 케모포트를 삽입한 상태에서 다음과 같은 증상이 나타나면 즉시 병원을 방문해 의료진과 상의하도록 한다.

❶ 삽입부위에서 출혈이 계속되는 경우
❷ 삽입부위의 피부가 붉게 변하거나 고름, 진물 등이 흐르는 경우
❸ 삽입부위에 통증이 있고 38도 이상의 열이 나는 경우
❹ 삽입부위나 삽입한 쪽의 어깨 또는 팔에서 저림이나 통증이 지속적으로 느껴지는 경우

09

췌장암치료
– 방사선치료

임정호 교수 방사선종양학과

방사선치료란?

방사선치료란 '높은 에너지의 방사선을 종양이나 재발 위험이 높은 부위에 조사하여 암세포를 사멸시키는 치료'이다. 전달 방식에 따라 크게 3가지로 구분하는데, 각각 '외부 방사선치료', '근접 방사선치료', '수술 중 방사선치료'라 불린다.

암환자들이 흔히 접하는 방사선치료는 외부 방사선치료를 일컬을 때가 많다. 근접 방사선치료나 수술 중 방사선치료는 국내뿐만 아니라 전 세계적으로도 거의 시행되지 않는다. 근접 방사선치료의 일환인 '방사선 색전술'이 시행되는 경우가 있긴 하지만 이는 간세포암과 같은 매우 특수한 경우에 한한다. 따라서 이 책에서는 주로 외부방사선에 대해서 이야기하고자 한다.

방사선치료의 종류

외부 방사선치료의 종류는 크게 'X-선(Photon)', '전자선(Electron)', '양성자(Proton)', '중입자(Carbon)'가 있다.

방사선치료는 고에너지의 X-선을 이용한다. X-선이 아닌 전자선은 주로 피부를 치료할 때 사용되므로 췌담도암 환자에게 사용하는 경우는 굉장히 드물다. 현재 전 세계적으로 일부의 병원에서만 양성자치료와 중입자치료가 시행되고 있다. X-선, 양성자, 중입자의 세 가지 방사선치료 중 특정 치료가 다른 치료보다 더 우월한 결과를 보인다는 의학적 근거는 아직 없으므로 어떤 치료를 선택할지에 대해서는 신중한 결정이 필요하다.

X-선 방사선치료는 기법에 따라 크게 '2차원 방사선치료'와 '3차원 입체조형치료', '세기조절방사선치료'로 구분한다. 현재는 방사선치료 기법이 발전함에 따라 2차원 방사선치료는 더 이상 시행하지 않는다. 췌장암은 종양의 위치가 위, 십이지장, 소장, 대장, 신장, 간, 비장에 가까워서 이들을 손상위험장기(Organ at risk)로 간주

하고, 방사선치료 시 가능한 방사선을 조사하지 않게끔 보호하는 것이 필수다. 최신식 방사선치료 기법인 '세기조절 방사선치료'는 손상위험장기를 피하면서 목표 장기에 효율적으로 조사가 가능해 널리 사용되고 있다.

방사선치료 과정

높은 에너지의 방사선이 치료 부위에 정확하고 안전하게 조사되려면 몇 가지 과정이 필요하다.

방사선치료를 받는 환자가 밟아야 할 첫 단계는 모의치료(Simulation)다. 모의치료를 통해 방사선종양학과 의사가 환자의 자세를 결정하는데, 보통 환자가 바로 누운 상태에서 팔을 올린 자세로 방사선치료계획용 CT를 촬영한다. 이후 '종양', '정상 장기', '림프절' 등을 확인하기 위해 조영증강 CT를 촬영한다. 이때 췌장이 환자의 호흡에 따라 계속 움직이므로, 환자의 호흡 주기에 따른 종양과 정상 장기의 위치를 확인하기 위해 대부분 4차원 CT를 이용한다.

두 번째 단계는 치료 범위 결정 및 치료 계획이다. 먼저 방사선종양학과 전문의가 방사선치료 계획용 CT를 이용하여 방사선량 및 방사선치료 범위를 결정한다. 이후 의학물리학박사 혹은 선량 계측사가 방사선치료 프로그램을 이용하여 방사선치료 계획을 세운다. 최종적인 치료 계획은 방사선종양학과 전문의가 결정한다. 이 모든 과정에 소요되는 시간은 3~10시간가량이다. 이렇게 세워진 최종 계획에 따라 치료가 시작된다.

세 번째 단계는 본론이다. 방사선치료는 평균 1회당 10~20분 정도의 시간이 소요된다. 치료 전 환자가 정확한 자세를 취했는지 확인하여 환자의 자세나 위치를 조정할 수 있다.

췌장암 또는 담도암 방사선치료 때는 치료 전 수 시간 금식을 한다. 치료 전에 고형 음식을 먹어 위가 팽창하면 상복부 장기의 위치가 변할 수 있기 때문이다. 또한 방사선의 선량 분포에 영향을 주어서 방사선치료의 정확성이 감소할 수 있으므로 의료진이 권고하는 대로 금식을 잘 지켜야 정확한 치료가 가능하다.

췌장암 방사선치료 시, 각 병원의 치료 시스템에 따라 '호흡연동', '호흡정지', '호흡움직임추적' 등의 방법을 이용하여 보다 정확한 방사선치료를 시행할 수 있다. 특히 종양과 손상위험장기의 거리가 가까울 경우 이 방법이 고려된다. 종양이 있는 부위에만 높은 선량의 방사선량을 조사하여 국소제어율을 높임과 동시에 주변 손상위험장기에 조사되는 방사선량을 줄여 방사선치료 부작용의 위험을 줄일 수 있다. 하지만 이 방법은 환자에게 호흡에 대한 충분한 교육이 필요하고, 환자의 많은 협조가 필요하기 때문에 일부 환자를 대상으로만 시행하고 있다.

치료 일정 중간에 종양의 감소나 체형의 변화 등을 고려하여 방사선치료계획용 CT를 재촬영한 뒤에 방사선치료 계획을 변경해 진행할 수도 있다. 이는 방사선치료의 정확성을 증가시키고, 방사선치료의 부작용 위험을 감소시킬 수 있는 효과가 있다.

방사선치료 부작용 및 관리

일반적인 방사선치료의 부작용으로는 피로감, 울렁거림(오심), 식욕감퇴 등이 있다. 소화불량과 속쓰림 역시 흔하게 발생하며, 복부 불편감과 복통 및 구토도 발생할 수 있다. 따라서 방사선치료 시에는 항구토제나 위산억제제 등의 약을 복용하는 것을 추천한다.

심각한 부작용으로 위 및 십이지장궤양, 출혈, 천공, 폐쇄 등이 발생할 수 있으나 최근에는 방사선치료의 발전으로 인해 그 빈도가 매우 낮아졌다. 이외에도 항암치료와 동시에 시행하거나 항암치료 이후에 방사선치료를 시행할 경우 적혈구, 백혈구, 혈소판의 감소가 발생할 수 있다.

췌장암의 방사선치료

췌장암은 다른 암에 비해 비교적 드물게 발생하는 만큼 방사선 치료와 관련된 전향적 대규모 3상 임상연구가 진행되지 못했다. 또한 대부분의 환자들이 원격 전이 형태로 재발하여 방사선치료의 역할이 불분명한 점도 있다. 그러나 30% 정도의 환자들은 국소 진행 형태로 재발하기에 방사선치료의 필요성은 여전히 존재한다. 췌장암에서 방사선치료가 어떤 식으로 사용되며 어떤 효과로 도움이 되는지 알아보자.

● 수술 후 방사선치료

수술 후 방사선치료에 관한 임상연구는 유럽에서 2000년대 이전에 진행되었다. 그러나 아쉽게도 여러 연구의 결과들은 '췌장암 수술 후 방사선치료는 치료 성적 향상에 도움이 되지 않는다'였다. 그러나 2000년도 이전은 방사선치료 기술이 미약했던 시기였으므로 현 시점에서 이를 바탕으로 치료 방침을 정하는 것은 적절하지 않다. 이를 입증하듯 미국이나 아시아 환자를 대상으로 시행한 여러 연구 중에서는 수술 후 방사선치료가 치료 성적을 향상시킨다는 보고들이 있다. 따라서 다학제 진료를 통해 충분한 상의를 거쳐 수술 후 방사선치료 시행 여부를 결정하는 것이 맞춤형 치료가 될 수 있다.

췌장암 재발은 크게 전신 재발과 국소 재발이라는 두 형태로 나타난다. 수술한 외과의사의 소견에 따라 암이 특정 장기나 부위에 가까워 국소 재발의 위험성이 크다고 판단되면 수술 후 '보조방사선치료'를 시행할 수 있다. 방사선치료는 통상 분할 방사선치료로 25~30회 정도 진행하며, 치료는 종양이 있던 위치와 수술 문합부위 및 주변 림프절을 포함해 시행한다.

• 경계 절제 가능 췌장암 혹은 국소 진행성 췌장암의 방사선치료

'경계 절제 가능 췌장암' 혹은 '국소 진행성 췌장암' 환자에서는 첫 치료로 대부분 항암치료를 시행한다. 항암치료와 함께 방사선치료를 추가로 시행하는 것이 치료 성적을 향상시킬 수 있는지에 대해서는 명확히 밝혀진바 없다. 따라서 항암치료의 치료 반응과 환자의 상황(나이, 병기 등)에 따라 다학제 진료 후 방사선치료 여부를 결정해야 한다.

방사선치료의 '선량', '횟수', '범위'는 환자의 상황(종양과 손상위험 장기의 위치 등)과 각 병원의 지침에 따라 결정된다. 여러 연구를 통해 방사선량을 높일수록 '국소제어율'과 '생존율'이 증가하는 것이 보고되었으므로, 현재는 높은 선량의 방사선치료를 많이 시행하고 있다. 각 병원의 정책에 따라 5회 이내로 시행하는 경우도 있고, 15~25회 시행할 수도 있다.

● 국소 재발암 혹은 소수전이암

수술 후 국소 재발한 암의 경우, 수술적 절제가 어려운 경우가 많기 때문에 일반적으로 수술 외의 다른 치료를 고려한다. 이전에 상복부에 방사선치료를 받은 적이 없다면 항암치료와 함께 방사선치료를 시행하는 것이 도움될 수 있다. 항암치료만으로는 종괴가 완전히 사라지는 경우가 드물고, 국소적으로 종양이 계속 자라면 여러 증상을 유발할 수 있기 때문이다. 이런 경우 재발한 종양 세포를 최대한 줄이기 위해 가능한 높은 선량의 방사선치료를 시행하고 있다. 방사선치료 횟수는 종양의 위치, 크기, 손상위험장기와의 거리 등에 따라 결정된다.

● 국소 진행암의 증상 완화 방사선치료

췌장암의 크기가 커지면 주변의 신경 침범, 장기 압박 등으로 인해 통증이 발생할 가능성이 있다. 또한 위장관으로 침범할 경우 위장관의 출혈 및 폐쇄가 나타날 수도 있다. 이러한 증상은 삶의 질을 급격히 떨어뜨리므로 방사선치료를 시행하면 종양이 감소하고 통증 등의 증상이 호전될 수 있다.

● 전이암의 증상 완화 방사선치료

다른 암과 마찬가지로 뼈 전이가 발생하여 통증이 발생할 경우, 증상 완화 목적의 방사선치료를 시행할 수 있다. 방사선치료는 뼈 전이암으로 인한 증상 완화에 다른 어떤 치료보다도 가장 효과적인 치료다. 또한 '폐', '림프절' 등 다른 장기로의 전이로 인해 불편한 증상이 발생할 경우, 증상 완화 방사선치료를 시행해 증상을 경감시킬 수 있다. 치료는 대부분 1~10회 진행되며 환자의 상황에 따라 치료 횟수를 조정할 수 있다.

앞서 알아보았듯이 췌장암에 대한 방사선치료는 일률적으로 적용하는 것이 매우 힘들며, 다학제 진료 시스템을 통해서 우리가 원하는 치료 효과를 극대화할 수 있는 무기이다. 췌장암 다학제 진료 시에 방사선치료가 매번 논의되지는 않는다. 그러나 분명 치료 효과가 극대화될 수 있는 환자가 존재하기에 우리 병원에서는 다학제 진료 시에 방사선 종양학과 교수가 반드시 참여하고 있다.

10

수십 년간 변함없는 췌장암의 예후: 다학제를 통한 고민과 각성

여전히 만족스럽지 못한 췌장암의 예후
- "수술의 문제가 아니다"

많은 암들, 특히 고형암에서는 수술의 발달에 따라 치료 성적 또한 자연스럽게 개선되어왔다. 그러나 유독 췌장암만큼은 수십 년이라는 긴 시간 동안 예후의 변화가 미미하다. 수술 기법과 기구 의 발달, 마취의 발전 등 안정적이고 완벽한 절제 수술의 요건이 갖춰졌음에도 불구하고 췌장암의 생존율이 높아지지 못하고 있는 이유는 무엇일까?

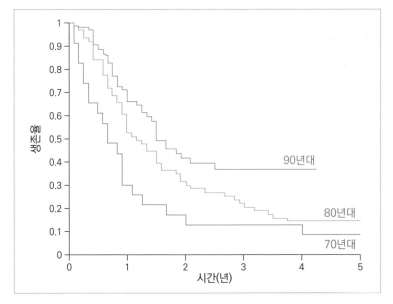

출처: CA Cancer J Clin 2000;50:241-268

수술이 필요한 많은 질환에서 수술 기법과 수술 전후 관리의 발전에 의해 치료 성적 역시 향상된 것은 분명하다. 하지만 서론에서 보았듯 전체 췌장암 환자의 5년 생존율은 작년에서야 15%를 넘어섰다. 이는 수술만으로 치료되어 좋은 결과를 보일 수 있는 환자는 1기 초기에 발견된 일부에 불과하고, 대부분은 수술을 하기 어렵거나 하더라도 금방 재발할 위험이 높다는 점을 시사한다. 결국 15% 내외인 5년 생존율을 향상시키기 위해서는 '재발할 때 재발하더라도 수술은 한번 해보자'는 식의 생각에서 벗어나야 한다는 결론에 이르게 된다.

췌장암이 수술만으로 해결되는 병이 아니라는 것은 점점 더 알려지고 있다. 하지만 그 사실을 알면서도 의료계와 환자들이 계속해서 수술에 의지할 수밖에 없었던 이유는 마땅한 대안이 없었기 때문이다. 췌장암이 항암치료는 물론이거니와 수술 후에도 만족스러운 결과를 기대하기 어려운 이유는 무엇일까? 이 부분을 이야기하기 위해서는 췌장암이 가진 세 가지 특성에 대해 먼저 살펴보아야 한다.

췌장암의 세 가지 특성 - 난공불락인 이유

췌장암의 대표적인 특성 첫 번째는 '조기 발견의 어려움'이다. 췌장이라는 장기는 몸 깊숙이 위치하기 때문에 초음파와 같은 영상검사로는 발견되기 어렵다. 검진을 통해 조기 발견이 많아지면서 완치율이 70%에 달하는 위암, 대장암과 큰 차이를 보이는 이유도 이 때문이다. 내시경으로 쉽게 발견할 수 있는 위암이나 대장암과 달리 췌장암은 일반적인 복부 검사인 초음파에서는 잘 보이지 않는다(따라서 CT를 찍을 수밖에 없지만 방사선 노출과 비용 등의 문제에 관해 앞서 설명한바 있다). 또한, 검진으로 시행하는 CT는 촘촘히 촬영되지 않고, 여러 조영단계에 걸쳐 촬영되지 않아 비교적 10mm 미만의 초기 병변을 찾기에는 한계가 존재한다. 췌장암은 어느 정도 진행될 때까지 특별한 증상이 없는 경우가 많다 보니 진단되었을 때엔 이미 상당 부분 진행된 상태로 만날 가능성이 높다.

두 번째는 '조기 전이가 빈번하다'는 것이다. 수술 후 재발률이 높은 이유 역시 여기에 있다. 췌장의 주변에는 암세포가 전이되는 경로인 혈관, 림프절, 신경 등의 구조물들이 매우 풍부하게 분포하고 있다. 크기가 매우 작은 췌장암도 이런 구조물들에 쉽게 침투해 조기 전이하는 습성이 있어 수술을 할 수 없는 상황들이 자주 발

┃ 그림 2-42. 췌장암의 전이 ┃

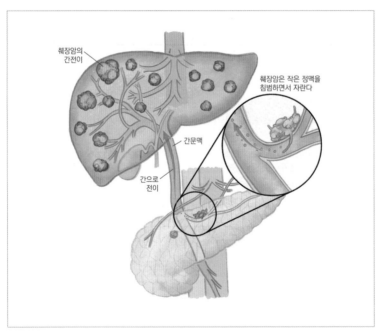

췌장암은 크기와 상관없이 췌장 주변의 풍부한 혈관으로 인해 조기에 잘 전이되며, 특히 간으로의 전이가 흔하다.

생한다. 혹시 수술로 췌장의 종양을 육안적으로 제거해도 이미 다른 곳으로 퍼져 나간 암세포의 씨앗이 자라나 재발하는 것이다.

마지막은 '항암제가 잘 듣지 않는다'는 것이다. 모든 암들은 제각각 우리 몸의 면역체계로부터 살아남기 위한 무기들을 생산해 낸다. 이런 암들 중에서도 췌장암은 유독 지능이 높으면서도 발달된 방어막을 쌓는다. 다른 암에 비해 단단한 기질을 가지고 있는 췌장암은, 암세포들이 중앙에 위치하고 섬유모세포들이 이를 둘러

┃ 그림 2-43 . 췌장암의 미세환경 ┃

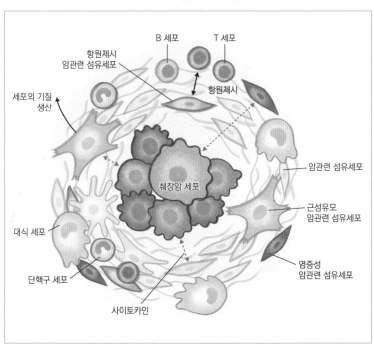

암세포를 둘러싼 단단한 결합조직과 여러 면역세포들 간의 반응이 항암제 내성을 높인다.

싸면서 딱딱한 결합조직형성 반응이 일어나 마치 모든 공격을 막 아내는 요새와 같은 형태를 가진다. 또한 물리적 환경뿐만 아니라 여러 종류의 면역세포와 다른 암에 비해 부족한 혈류 그리고 높은 농도의 하이알루론산 등의 특징을 가지고 있다. 이런 복합적인 요소들이 췌장암을 항암치료나 방사선치료에 있어 엄청난 저항성을 가진, 난공불락의 요새처럼 정복하기 어렵게 만든다.

일반적으로 췌장암은 수술할 수 있는 초기에 발견되지 않았다면 항암치료의 대상이 된다. 그러나 앞서 항암치료에서 이야기한 것처럼, 다른 암에서 효과가 있는 항암제들이 췌장암에서만큼은 만족스러운 결과를 보이지 않았다. 조기 발견의 어려움과 초기부터 전이를 잘하는 특성 그리고 항암제에 대한 내성이라는 3가지 특성으로 인해 수십 년이 넘도록 췌장암의 예후에는 변화가 없었다. 하지만 시간이 흘러 췌장암에서도 효과를 보이는 강력한 치료제들(폴피리녹스, 아브락산, 오니바이드 등)이 등장하면서 췌장암의 치료 패러다임에 큰 변화가 일어나기 시작했다.

"선(先)항암치료 → 후(後)수술"

췌장암의 예후가 수십 년간 크게 변하지 않았다는 사실에 대해 고민하는 의사들이 많다. 그러나 이를 극복하기 위해 실질적인 대안을 찾아 시도하는 건 쉽지 않은 일이다. 항암치료를 먼저 할 것인가, 수술을 먼저 할 것인가? 수술 후의 합병증들은 어떻게 할 것인가? 그러나 긴 시간과 많은 노력, 나아가 한 사람이 아닌 여러 사람이 힘을 합쳐도 이러한 문제들에 심도 있게 접근하기가 어렵다. 우리 역시 췌장암의 이러한 상황들을 풀리지 않는 숙제로 가지고 있었지만, 다학제라는 시스템을 경험하면서부터 본격적으로 이 숙제에 대한 실마리를 찾아볼 수 있겠다는 희망을 갖게 되었다.

췌장암은 기본적으로 복잡하고 어려운 수술을 요구한다. 뿐만 아니라 췌장이라는 장기 자체가 소화 효소를 분비하는 데 수술 후 이 소화 효소가 장을 꿰매놓은 문합부를 통해 누수되는 등 여러 위험한 합병증들이 발생할 수 있다. 췌장수술 환자들이 다른 수술 환자들보다 긴 회복기간을 가지는 이유도 이 때문이다. 수술 후 긴 회복시간은 수술로 췌장암을 완전히 제거한 후라도 췌장 근처에 이미 있었거나, 다른 장기에 가 있던 췌장암 세포들이 증식할 수 있는 시간이기도 하다. 수술을 마친 지 얼마 지나지 않아 발생하는 조기 재발은 이런 원인에 의한 경우가 많다. 힘들게 수술을 받고 회복했건만, 모든 것이 헛수고가 되어버리는 것이다. 췌장암의 재발은 남아 있는 췌장에서 생긴 일부의 국소 재발을 제외하면, 재수술로 제거하는 것이 불가능하거나 무의미한 '4기'에 해당된다. 그래서 우리 다학제 팀을 포함한 여러 췌장암 전문가들은 '췌장 밖으로 나와 있을 수도 있는 미세한 암세포들을 먼저 잡아내고 수술을 하면 재발률을 낮출 수 있지 않을까?'라고 생각했다. 항암치료를 통해 미세전이를 최대한 처리한 후에 수술하자는 전략에 힘이 실리기 시작했다. 이것이 [선(先)항암치료 ▶ 후(後)수술]의 첫 근거이자 논리였다.

[선(先)항암치료 ▶ 후(後)수술]의 두 번째 근거는 해부학적인 문제에 기반을 둔다. 앞서 이야기했듯, 췌장암을 구성하는 단단한 결체조직, 많지 않은 혈류 등의 특성상 항암제가 암까지 닿기가 쉽지 않다. 더욱이 수술 과정에서 불가피하게 혈관을 절제하는 경우가 발생한다. 이는 곧 수술 후 장기 부근의 혈류들이 수술 전에 비해 많이 차단되어 더더욱 항암제가 닿기 어려운 환경으로 변한다는 뜻이다. 뿐만 아니라 수술을 하고 난 뒤에 흉터가 생성되는 섬유화 과정 또한 항암치료의 효과를 수술 전보다 훨씬 낮아지게 만든다.

세 번째 이유는 '불필요한 수술을 피하자'라는 개념에서 나왔다. 췌장암은 재발률이 높기 때문에 수술 후에도 대부분 항암치료를 해야 한다. '수술 후 항암치료'는 눈에 보이는 종양을 제거한 뒤에 진행하는 것이기에 효과 여부를 확실하게 알 수 없다. 그러나 암이 있는 상태에서 항암치료를 진행하면 투여 중인 약제의 효과를 쉽게 판단할 수 있다. 항암치료에 반응이 좋아 중간 평가에서 눈에 보이는 암의 크기가 줄어든다면, 눈에 보이지 않는 작은 암세포들 또한 항암제에 효과가 있을 것이다. 반면, 항암치료에 반응을 하지 않는 경우라면 큰 수술을 하고 나서 힘들게 회복하더라도 금방 재

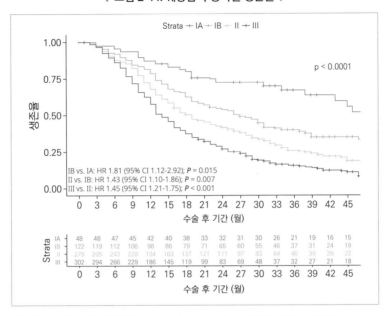

췌장암의 수술 후 병기별 생존율(Schouten et al. Ann Surg Oncol (2022) 29:5988-5999)

발할 가능성이 높으므로, 결과적으로는 불필요한 수술을 피할 수 있게 된다. 즉 선항암치료를 시행하는 것은 항암치료를 통해 큰 수술이 도움이 될지 안 될지를 우선적으로 가려내는 데에 큰 의미가 있다. 췌장암은 수술을 하더라도 '1기' 초반도 50% 이상 재발하고, '1B기' 이상에서는 5년 생존율이 20% 내외로 터무니없이 낮다. 불필요한 수술을 하느라 시간과 체력을 낭비하는 대신 의미있는 항암치료를 더 하는 것이 환자에게 이익이다.

물론 수술을 한 환자가 항암치료만 한 환자보다 생존율이 좋은 것은 사실이다. 그러나 선 항암치료 후 수술의 논리만을 무비판적으로 적용한다면, 수술을 할 수 있는 환자가 항암치료에 반응하지 않아 암이 커지면서 수술 기회조차 놓쳐버릴 수 있다. 그 때문에 수술 후 재발 위험도가 매우 높거나 수술이 완벽하게 되지 못할 가능성이 높은 환자들을 선별하여 우선적으로 '선항암치료'를 권장하고 있다.

최근에는 항암제의 효과가 점점 더 높아지고 있다. 뿐만 아니라 앞서 설명한 여러 이유들로 인해, 수술이 비교적 쉽게 가능한 환자도 선항암치료부터 하는 것이 더 좋은지를 알아보는 연구들도 진행 중이다. 앞으로는 점점 더 많은 환자들이 선항암치료를 먼저 하는 방향으로 갈 가능성이 높다. 더 나아가 더욱 강력한 항암치료의 개발과 동시에 환자의 특성과 '암의 상태', '유전자 정보' 등을 모두 취합하여, 수술 후 재발 위험도와 항암제 반응도를 환자 개개인에 맞게 정확하게 예측하는 '정밀의학' 연구들 역시 활발히 진행되고 있다. 앞으로 더욱 섬세한 환자 맞춤형 치료 전략이 속속 등장할 것으로 기대하고 있다.

11

췌장암은 난공불락?
새로운 희망이 보인다

두 환자 이야기

인상 깊었던 두 환자의 사례들을 소개하면서, 우리 팀이 확인한 췌장암치료의 새로운 희망에 대해 이야기해보고자 한다. 두 환자는 비슷한 시기에 췌장암을 진단받고, 실제로 같은 날 다학제 진료를 받았다. 그런데 치료 전략에 따라 예후가 달랐기 때문에 특히 기억에 남는다.

70대 초반의 여성 환자 A씨는 췌장의 몸통에 1.8cm 크기의 암을 진단받았다. 다행히 영상검사상 다른 장기의 전이 소견은 보이지 않아 수술이 가능할 것으로 여겨졌다.

다른 환자인 B씨는 60대 초반의 여성으로, 역시 췌장의 몸통에 3cm 크기의 췌장암을 진단받았지만 영상검사상 주변의 중요한 혈관 침범과 간 전이가 의심되어 안타깝게도 수술이 어려워 보였다. 이에 따라 A씨는 수술을, B씨는 항암치료를 진행했다.

❘ 그림 2-45. 두 환자의 진단초기 영상 검사 ❘

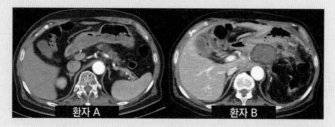

그런데 치료가 진행되면서 두 환자의 상황은 예상과 다른 변화를 보이기 시작했다. 수술이 가능할 것으로 판단하여 수술을 시행했던 첫 환자 A씨는, 실제 수술 중 영상검사에서 보이지 않던 좁쌀만 한 결절들이 췌장 근처의 복막에서 여러 개 관찰되었다. 결과적으로 수술은 잘 마무리되었으나 조직학적 진단이 이루어진 후 환자의 최종 병기는 복막 전이로 인해 4기가 되었으며, 완화적 목적의 항암치료가 필요한 상황이 되었다.

반면 두 번째 환자인 B씨는 A씨에 비해 큰 췌장암이 주변 혈관을 침범하고, 간 전이가 의심되었기에 4개월간 항암치료를 받았다. 다행히 항암치료에 반응이 좋아서 간 전이로 의심했던 병변이 사라졌고, 췌장 몸통에 있었던 암의 크기도 많이 줄어들면서 혈관 침범 소견도 호전되어 수술이 가능한 상태로 전환되었다.

｜ 그림 2-46. 4개월 항암 치료 후 ｜

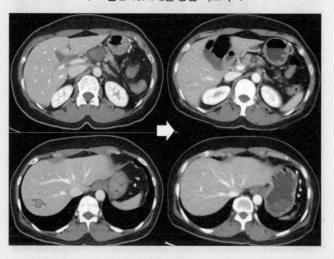

그리고 A씨와 B씨의 두 번째 다학제 진료가 공교롭게도 같은 날에 계획되었다.

첫 번째 환자 A씨는 수술실에서 확인한 췌장암의 범위가 처음 CT에서 확인한 것보다 많이 진행되어 있었다. 남아 있는 암을 치료하기 위해 완화적 목적의 항암치료가 필요함을 설명했고, 당연히 다학제 진료실의 분위기는 무거울 수밖에 없었다.

| 그림 2-47. 같은 날 진행한 두 환자의 두 번째 다학제 진료 분위기 |

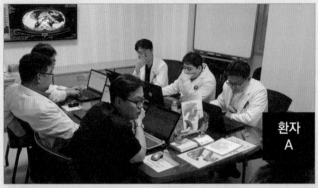

환자
A

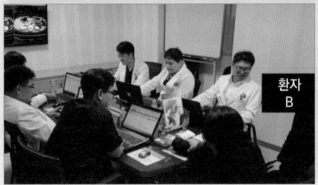

환자
B

하지만 두 번째 환자 B씨의 경우, 다학제 진료 분위기가 크게 달
랐다. 처음 내원 시에는 수술이 불가능할 것으로 예상되었지만
항암치료 후 반응이 좋아 완치의 기회를 위해 수술을 진행해보
자는 의견을 전달할 수 있었던 것이다. 같은 날짜, 같은 다학제
진료실, 같은 의료진들인데 환자의 상태와 치료 경과에 따라 미
묘한 분위기 변화를 감지할 수 있다. 물론 암을 진단받은 환자들
이니만큼 치료 반응이 좋다는 사실은 축하받을 만한 일이라기

보다는, 불행 중 다행이라는 표현이 더 어울릴 것이다.

결과적으로 첫 번째 환자는 수술 후 생각보다 긴 회복 기간이 필요했던 탓에 항암치료의 시작 역시 우리의 계획보다 지체되었으며, 항암치료를 시행했지만 결국 암이 빠르게 진행하면서 수개월 뒤 우리 곁을 떠나게 되었다. 그러나 두 번째 환자는 수술이 잘 진행되어 5년이 지난 지금까지도 재발 없이 잘 지내고 있으며, 우리 팀이 EBS의 〈명의〉에 출연할 때도 흔쾌히 출연해주었다.

두 환자의 사례를 통해 말하고자 하는 바는, 췌장암이 처음 진단될 때 영상검사에서 보이는 것보다 실제로는 더 많이 퍼져 있을 수도 있다는 점이다. 또한, 췌장암이 최근에 새로 등장한 항암제들에 잘 반응할 수 있다는 점 그리고 다학제 진료를 통해 여러 과가 효율적으로 정보를 교환하면서 원활하게 치료를 시행하여 성적을 향상시킬 수 있다는 것이다.

암을 제대로 공략하기 위해서는 다음 세 가지가 반드시 필요하다. 첫째, 암의 생물학적 특징을 제대로 이해하는 것, 둘째, 이 이해를 바탕으로 암을 공격할 무기가 있어야 한다는 것, 셋째, 이를 원활하게 운영할 시스템을 갖추고 있어야 한다는 것이다. 위 사례들에서 확인할 수 있듯이 예후가 나쁜 췌장암에서도 이 세 가지 요소를 잘 조합하여 환자와 의료진이 함께 열정을 다하여 치료한다면 충분히 좋은 결과를 만들어낼 수 있다.

췌장암의 생물학적 특징 - 조기 전이

이 책에서도 계속 반복하여 이야기하는 췌장암의 생물학적 특징은, 초기부터 전이를 잘한다는 것이다. 이는 위암, 대장암, 유방암 등의 고형암들이 초기일 때 국소치료만으로 완치를 기대할 수 있는 것과는 다르게, 췌장암에서는 초기부터 전신 질환에 준해서

I 그림 2-48. 췌장암의 크기에 따른 전이의 확률 I

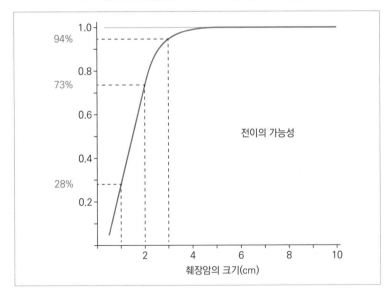

치료 전략을 세워야 한다는 뜻이다.

그림 2-48은 도쿄 대학교 Hiroshi Haeno 교수가 총 228명의 전이성 췌장암 환자(부검을 완료한 췌장암 환자 100명 이상을 포함하여)에서, 췌장암 조직의 유전자 분석을 통해 췌장암 전이 모델을 제시한 연구에서 인용했다. 이에 따르면 췌장암은 비교적 작은 크기인 1cm일 때부터 28%의 환자에서 다른 장기로 전이된 소견이 보이고, 크기가 2cm로 커지면 무려 73%에서 전이가 발견된다. 암이 더욱 자라나 3cm가 되면 사실상 대부분인 94%에서 전이를 동반하게 된다. 크기가 어느 정도 되는 췌장암은 영상검사상 다른 장기로 전이 소견이 보이지 않아 수술이 가능해 보이더라도, 눈에 보이지 않는 미세 전이들이 이미 다른 장기에 있을 가능성이 높다. 이로 인해 수술이 성공적으로 끝나더라도 수술 후 빠른 시일 내에 적절한 보조항암치료가 시작되지 못하면, 숨어 있던 미세전이들이 커지면서 재발할 가능성이 높아지는 것이다.

전신 질환에 대한 무기 - 강력한 항암제

췌장암이 전신 질환이라는 것을 알게 되었지만 이를 공격할 수 있는 최적의 무기가 없다면 우리가 할 수 있는 일은 없다. 췌장암 치료를 받은 많은 환자들이 궁금해한다. "췌장암은 항암치료에 반응이 좋지 않다는데, 지금 제가 받는 항암제가 췌장암에 효과가 있을까요?" 이 질문을 5년 전에 받았다면 아마 제대로 답하지 못했을지도 모른다. 그러나 요즘에는 "최근 치료 효과가 많이 향상된 항암제들은 췌장암에서 이전에는 기대할 수 없었던 대단한 효과를 보이는 경우가 많습니다"라고 말씀드린다. 다음은 이를 단적으로 보여주는 사례들이다.

| 그림 2-49. 선 항암치료 여부에 따른 수술 후 췌장암 모양 차이 |

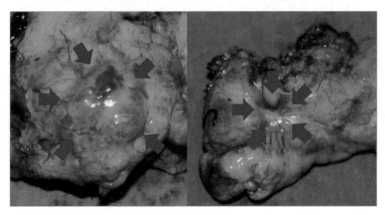

왼쪽은 바로 수술을 진행한 췌장암의 모양
오른쪽은 항암치료 후 수술 진행한 췌장암의 모양

　　왼쪽은 항암치료 없이 바로 수술을 받은 환자의 수술 조직이고, 오른쪽은 수술 전 항암치료 반응이 좋아서 수술까지 받게 된 환자의 수술 조직이다. 화살표 부분이 췌장암으로, 수술로 잘라낸 왼쪽 조직에서 암이 탱글탱글한 덩어리를 형성하고 있는 것을 확인할 수 있다. 이것이 우리가 일반적으로 수술실에서 보게 되는 췌장암의 전형이다. 반면 항암치료 후 수술을 했던 오른쪽 환자의 췌장에서는 암이 위축되고 작아지면서 위궤양처럼 움푹 파인 모양이 보이는 것을 확인할 수 있다. 실제로 오른쪽은 앞에 소개한 환자 B씨의 수술 조직이다. 위 두 사진을 비교해보면 췌장암에서 선 항암치료-후 수술 전략의 효과를 확인할 수 있고, 수술 전 선 항암치료의 장점을 다음과 같이 요약해볼 수 있다.

〈수술 전, 강력한 항암치료의 4가지 이점〉

① 암의 크기를 줄일 수 있다.

② 수술 후 몸이 힘든 상태가 아니라, 수술 전 비교적 몸 상태가 좋은 상태에서 항암치료를 받을 수 있다.

③ 빠른 시기에 전신항암치료를 시작하여 미세전이를 박멸할 수 있다.

④ 항암치료에 효과가 없어 빠르게 악화되는 암 환자에서 무의미한 수술을 피할 수 있다.

적을 알고 무기도 있으니, 어떻게 쓸 것인가?
- 다학제 진료

췌장암의 특성을 이해하고, 최적의 무기들을 갖췄다면 그다음 해야 할 일은 훌륭한 치료전략을 세우는 일이다. 항암치료의 반응이 좋아 암이 줄어들어도, 종양내과 의사 혼자서는 수술 여부를 결정할 수 없다. 수술을 집도하는 외과 의사가 영상의학과와 협력하여 최종 결정을 해야만 한다. 또한 치료 중 췌장암이 담도를 막게 되면 황달이 발생하므로, 수술과 항암치료 등 모든 치료를 중단해야 한다. 이때 우리가 도움을 요청하는 사람은 췌장담도내시경을 통해 스텐트를 넣을 수 있는 소화기내과 의사, 중재 시술을 전담하는 영상의학과 의사다. 수술적 접근이 어려운 상황임에도 강력한 국소 치료가 필요하다면 방사선종양학과의 도움을 받아야만 한다. 이러한 모든 관계가 단순히 여러 진료과들의 협진으로만 연결되어 있다면, 매번 다른 과에 환자를 부탁해야 하는 번거로운 과정을 거쳐야 한다. 이는 다양한 치료법의 적용에 소극적일 수밖에 없는 상황을 만들지만, 역설적으로 다학제 진료의 중요성을 의료진들 스스로 절감하게 되기도 한다.

처음 췌장암을 진단받은 환자가 다학제 진료를 받게 되면 어느 특정 과의 환자가 아니라 다학제 팀의 환자가 된다. 다학제 이전에는 한 사람의 의사가 환자의 주치의였지만, 다학제를 마치면 여러 주치의를 갖게 되는 것이다. 우리는 췌장암의 치료를 종합 예술이라 생각한다. 췌장암의 치료 성적은 환자와 가족 그리고 모든 의료진이 한마음으로 합심해야 겨우 만족스러운 작품을 만들어낼 수 있다.

우리 다학제 팀은 '내 환자'가 아니라 '우리 환자'를 위해, 환자와 만나는 매 순간 최고의 성적을 내기 위해 노력한다. 외래 진료 시 교수 한 명이 단위 시간당 몇 명의 환자들을 볼 수 있는지를 최우선 순위에 둔다면, 여러 교수들이 단 한 명의 환자를 위해 10분, 20분을 소요하는 다학제 진료는 의료 자원의 활용 측면에서 가장 비효율적이다. 병원 경영자의 입장에서도 다학제 진료가 달가울 리 없다. 그러나 환자의 치료 성적 면에서는 어쩌면 다학제만큼 효율적인 치료 시스템은 없을지도 모른다.

우리가 경험하고 조심스럽게 이야기하는바, 췌장암 다학제 진료는 환자의 생존율을 높일 뿐 아니라 의사의 성장을 유도하고 병원의 체질을 바꾼다. 다학제에 참여하는 의사들이 늘어나고 시스템이 자리를 잡아갈수록 병원의 수준은 높아지고 의사들이 하나의 팀으로 기능하게 된다. 우리는 다학제를 일컬어 가장 인간적인 진료 시스템이자, 생명을 구하는 의사의 소명에 부합하는 방식이라 확신한다.

PART 3

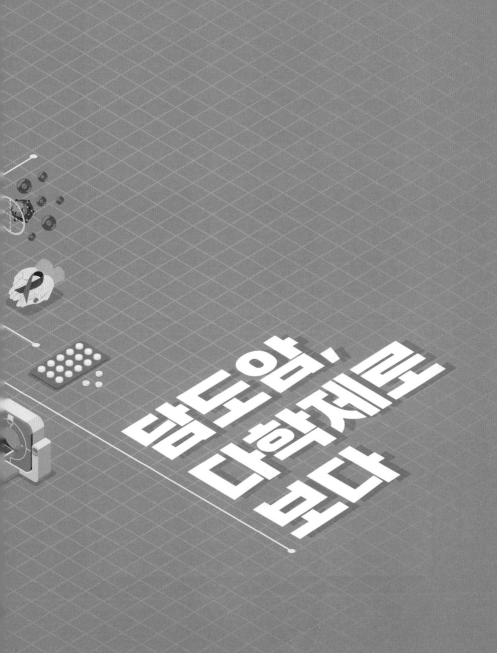

우리 팀의 담도암 다학제는 세계 최고라 해도 과언이 아니다. 이전에는 말로만 존재하던 다학제라는 시스템이 거의 완벽하게 구현되었고, 매년 500건 정도의 췌장담도암 다학제를 진행하고 있다. 이미 대한민국에서 내로라하는 큰 병원들을 거친 환자들, 특히 지방에서 올라올 경우 최소 3~4개의 병원을 예약한 후에 오게 되는 환자들도 결국에는 우리를 찾아오고 치료를 받는다. 수술할 수 없었던 환자들이 적극적인 수술 전 항암치료로 수술을 받게 된 경우들도 많았다. 이런 경험은 입소문이 되고, 또 치료 결과 역시 좋은 데이터로 쌓이면서 선순환이 반복되고 있다.

01

담도암은
왜 생소한가

담도암은 생소하다. 알고 있는 사람은 고사하고, 들어봤다는 사람도 드물다. 환자 역시 담도암을 진단받으면 좋은 건지 나쁜 건지, 치료가 쉬운지 어려운지, 도무지 감이 잡히지 않는다. 대중 매체에서도 췌장암은 절망의 대명사로 악명 높지만, 췌장암과 아주 가까운 담도암은 낯설다. 담도라는 장기가 우리 몸 어디에 위치하는지, 어떻게 생겼고 어떤 역할을 하는지 모르는 사람들이 대부분이다. 그럴 수밖에 없는 가장 큰 이유는 담도암은 흔하게 만날 수 없는 암이기 때문이다.

❙ 표 3-1. 주요 암발생 현황: 남녀전체, 2020 ❙

(단위: 명, %, 명/10만 명)

순위	암종 (2019년 순위)	발생자 수	분율	조발생률	표준화발생률
	모든 악성암	247,952	100.0	482.9	482.9
	갑상선암 제외	218,772	88.2	426.0	426.0
1	갑상선	29,180	11.8	56.8	56.8
2	폐	28,949	11.7	56.4	56.4
3	대장(4)	27,877	11.2	54.3	54.3
4	위(3)	26,662	10.8	51.9	51.9
5	유방	24,923	10.1	48.5	48.5
6	전립선	16,815	6.8	32.7	32.7
7	간	15,152	6.1	29.5	29.5
8	췌장	8,414	3.4	16.4	16.4
9	담낭 및 기타담도	7,452	3.0	14.5	14.5
10	신장	5,946	2.4	11.6	11.6

중앙암등록본부(2022년): 2020년 한 해 8,400명가량의 췌장암 환자가 발생했다.

* 연령표준화발생률: 우리나라 2020년 주민등록연앙인구를 표준인구로 사용

　　우리나라에서 담도암은 암 발생 순위 8위인 췌장암에 이어 9위를 차지하고 있으며, 한 해에 7천 명 정도에서 발병한다. 고령이 담도암의 가장 큰 요인인데, 우리나라에서도 고령화가 지속됨에 따라 담도암의 발생률이 점차 높아지고 있다. 담도암은 췌장암과 마찬가지로 발생률은 높지 않지만 치료가 매우 어렵고, 예후도 그다지 좋지 않다. 20여 년이 넘도록 5년 생존율이 20~30%에 정체되어 있기에 여러 방면의 변화들이 반드시 필요한 분야이다.

▎표 3-2. 주요 암종 5년 상대생존율 추이: 남녀전체 ▎

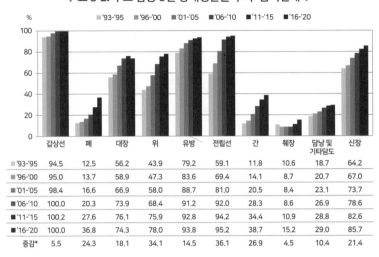

	갑상선	폐	대장	위	유방	전립선	간	췌장	담낭 및 기타담도	신장
■ '93-'95	94.5	12.5	56.2	43.9	79.2	59.1	11.8	10.6	18.7	64.2
■ '96-'00	95.0	13.7	58.9	47.3	83.6	69.4	14.1	8.7	20.7	67.0
■ '01-'05	98.4	16.6	66.9	58.0	88.7	81.0	20.5	8.4	23.1	73.7
■ '06-'10	100.0	20.3	73.9	68.4	91.2	92.0	28.3	8.6	26.9	78.6
■ '11-'15	100.2	27.6	76.1	75.9	92.8	94.2	34.4	10.9	28.8	82.6
■ '16-'20	100.0	36.8	74.3	78.0	93.8	95.2	38.7	15.2	29.0	85.7
증감*	5.5	24.3	18.1	34.1	14.5	36.1	26.9	4.5	10.4	21.4

* 증감: '93-'95년 대비 '16-'20 암발생자의 생존율 차이

중앙암등록본부(2022년): 담도암의 5년 생존율은 29%로, 10대 암 중 9위에 불과하다.

▎표 3-3. 세계적 암발생 현황, 2019 ▎

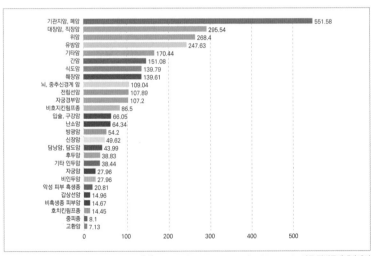

출처: Centers for Disaese Control and Preventin, 미국 질병통제예방센터

담도암은 미국, 서유럽보다 아시아권, 동유럽, 남미에서 비교적 많이 발생한다. 우리나라에서 발생률 9위지만 세계적으로는 17위를 차지하고 있다. 국내 발생률 8위인 췌장암이 세계에서도 8위라는 사실과는 판이하게 다르다. 안타깝게도 이러한 통계는 다른 암에 비해 담도암에 대한 의학계의 낮은 관심으로 귀결된다. 희귀암 환자들이 국내에서 약을 구하지 못해 발을 동동 구른다는 기사들이 가끔씩 보도되곤 한다. 대부분 국내 허가가 나지 않아 국내 투여가 불법인 상황이거나, 허가는 받았지만 건강보험 급여 적용이 되지 않아 고가인 경우다. 식약처에서 신약 승인을 위해 검토하는 시간이 필요하고, 고가의 약제를 건강보험, 즉 세금으로 지원해도 될지 결정하는 것도 쉬운 문제는 아니다.

발생률이 그리 높지 않은 담도암은 서구 의료계로부터 외면받아 왔다. 항암제 개발에서 선도적인 서구로부터 소외되고 있다는 것은 양질의 연구들이 다양하게 이루어지지 않는다는 뜻이다. 당연히 신약 개발로 인한 치료 성적의 향상은 요원할 수밖에 없었다. 최근에 조금이나마 향상된 담도암의 치료 성적 역시 담도암 자체에 대한 연구 덕분이라기보다는 수술 기법의 발전과 조기 진단의 증가와 같은 외적인 요인들의 발전이 큰 역할을 한 것으로 보인다.

02

폭풍 같은 담도암, 잠잠한 담도암

담도(담관)란 어떤 장기인가?

담즙이 내려가는 길, '담도'. 담즙이 내려가는 관, '담관'. 담도와 담관이라는 두 용어는 혼용되기에 혼란스러울 수 있다. 그나마 단어를 들어본 사람도 정확히 담도가 무엇인지, 그 위치와 역할에 대해 자세히 알기 힘드니 담도에 생긴 암인 담도암 역시 알 도리가 없다. 담도는 우리 몸 어디에 있으며, 어떤 역할을 하는 장기일까?

담도는 '담즙이 지나가는, 또는 내려가는 길'이라는 뜻으로 '담도(道)'라 불린다. 동시에 '담즙이 지나가는 관(대롱, 빨대) 모양'을 본

| 그림 3-1. 담도계와 주변 장기와의 관계 |

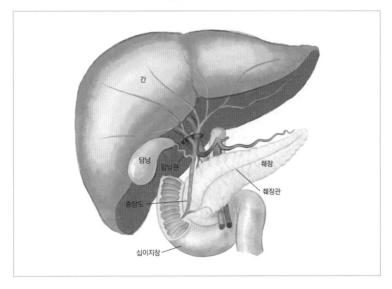

따 담관(管)이라 불리기도 한다. 즉, 둘 모두 '간에서 만들어진 담즙이 십이지장으로 내려오는 경로'를 말한다. 담도와 담관의 뜻은 일맥상통하며, 담도암과 담관암 역시 동일한 암을 의미한다.

담즙은 인체의 대사에서 중요한 역할을 담당하는 효소로, 음식물의 영양분 중 지방과 지질(콜레스테롤)의 소화를 돕는다. 담즙은 담도가 아닌 간에서 만들어지며, 생성된 후 답즙이 이동하는 통로가 담도다. 담도는 간 안에서부터 시작해 수많은 나뭇가지가 점차 모여들어 하나의 뿌리를 이루는 형태이다. 간 입구(간문부)까지 내려오면 하나의 담도로 합쳐져 총담도를 형성하여 십이지장까지 연결된다. 담낭, 우리말로 쓸개는 총담도 중간에 주머니처럼 달려 있는 장기로, 간내담관-간외담관으로 이동 중인 담즙을 저장했다가 음식물이 위에서 십이지장으로 넘어오면 수축하게 된다. 담즙을 보관 중이던 담낭이 쥐어짜지면 모여 있던 담즙이 높은 압력으로 배출되면서 총담도를 통해 십이지장으로 배출된다. 나무로 비유하면 간의 대부분을 차지하는 간세포는 나뭇잎, 담도는 물과 영양분이 지나다니는 나무의 줄기라고 볼 수 있다. 줄기는 나무를 지탱하는 큰 줄기뿐만 아니라 작은 나뭇가지와 나무 잎사귀까지도 그물처럼 엉켜 존재한다. 담도 역시 간세포들 사이에서 시작되는 미세한 담도부터 굵은 담도가 되어 최종적으로 총담도로 모인다. 담도암은 이렇게 담도 조직이 있는 어느 곳에서든 발생할 수 있다.

위치에 따른 분류

담도암은 위치에 따라 크게 간내담도암, 간외담도암, 담낭암으로 나뉘고, 간외담도암은 다시 간문부(간입구) 담도암과 원위부 담도암으로 나뉜다.

간외담도는 간 바깥에 있는 담도를 일컫는다. 그림 3-2와 같이 담낭의 위치를 기준으로 간문부(간입구) 담도와 원위부 담도로 나뉜다. 참고로 근위부는 가까운 부위, 원위부는 먼 부위라는 뜻이

| 그림 3-2. 담도의 해부학적 분류 |

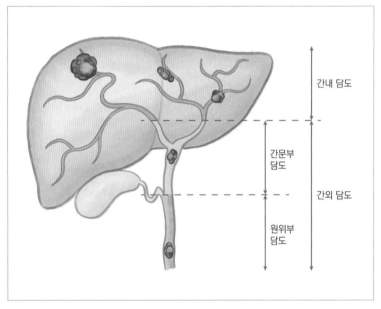

담도암은 담도조직이 있는 부위라면 어디서든 발생할 수 있고, 발생 위치에 따라 간내 담도암과 간외 담도암으로 나뉘고, 간외 담도암은 다시 간문부 담도암과 원위부 담도암으로 구분된다.

다. 소화기관에서는 보통 입 방향, 위쪽 방향을 근위부로, 항문 방향, 아래 방향을 원위부라 칭한다. 담도 역시 간에서부터 십이지장까지의 방향으로 담즙이 이동하므로 담즙이 생성되는 방향을 근위부, 내려가는 방향을 원위부로 이해하면 쉽다. 하나의 장기지만 크게 우엽과 좌엽, 두 구역으로 나뉘는 간에서 각각 하나 또는 둘로 합쳐진 간내담도가 간입구에서 하나로 만나 총담도가 된다. 그 부위를 간문부라 하고 담낭이 붙어 있는 부위에서 아래 방향 끝까지를 원위부 담도라 한다.

담도 배액술이 중요한 간외담도암

근위부부터 원위부까지 차례대로 설명하는 것이 순서에 맞겠지만 여기서는 먼저 간외담도암을 설명하고자 한다. 간외담도암은 우리나라의 담도암 중 가장 많은 부분을 차지한다. 진단과 치료 면에서도 까다로워 담도암의 대표적인 암으로 여겨진다.

간외담도암은 담도가 하나로 합쳐진 곳, 즉 간문부부터 원위부 담도에서 암이 생긴 것으로, 담즙이 배출되는 길이 완전히 차단되기 때문에 대부분의 환자에게서 황달이 나타난다. 물론 황달은 담도암이 아니더라도 많은 원인에 의해 생길 수 있다. 담도암에서 황

| 그림 3-3. 황달 |

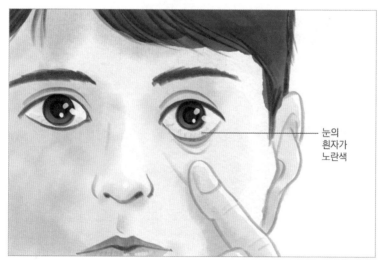

눈의 흰자가 노란색

눈의 공막이 노랗게 변한다

달은 간에서 만들어진 담즙이 담도가 암 때문에 좁아지거나 막히
는 바람에 장으로 배출되지 못하고 체내에 쌓이면서 생긴다. 담즙
중에는 빌리루빈이라고 하는 성분이 있다. 이것이 피부, 점막, 눈
에 침착되어 눈의 공막과 피부가 노랗게 변한다. 또한 빌리루빈이
피부에 침착되면 가려움증이 유발되기도 하며, 소변으로 배출되어
소변의 색깔이 적갈색으로 변하기도 한다.

황달의 문제점은 단지 외견상 노랗게 변하거나 가려움증이 생
기는 것만이 아니다. 담도가 막혀 담즙이 원활히 배출되지 못하고
정체되면 간 기능에 이상이 생기고, 정체된 담즙에 장내 세균이 번
식하여 급성 담도염이 생길 수 있다. 담도염은 고열과 패혈증(세균

| 그림 3-4. 황달에 의한 갈색 소변 |

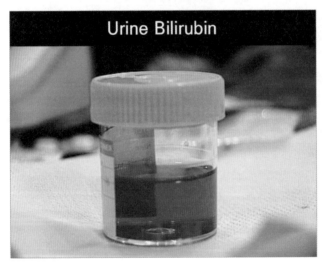

갈색 소변은 황달의 증상 중 하나다.

이 번식하여 혈액을 타고 균이 온몸으로 퍼지는 상태)으로 이어질 수 있어 위험하다. 따라서 간외담도암 환자는 색깔이 유난히 진한 갈색 소변을 보거나, 거울을 통해 스스로 눈이 노랗게 변한 것을 발견하기도 한다. 또는, 담도염으로 인한 고열이나 복통이 생겨 응급실에 왔다가 담도암으로 진단받는 사례가 대부분이다.

담도암에 의한 담도 폐색 및 이에 동반된 담도염의 경우, 담도암이 서서히 자라나 담도를 막으면 세균이 번식하다가 담도가 완전히 막히는 순간 급성으로 진행한다. 담도벽의 혈관을 통해 간 혈관으로 세균이 침입하면 혈관 분포가 매우 풍부한 간의 특성상 다른 어떤 감염보다도 패혈증으로 진행하는 속도가 빠르다. 그러다 보니 순식간에 패혈성 쇼크로 진행되어 중환자실 치료를 받거나 생명이 위태로울 때도 많다. 간외담도암 환자는 처음 진단할 때뿐 아니라 치료 도중에도 중간중간 막힌 담도를 뚫어놓은 배액관(스텐트)이 다시 막혀 담도염이 자주 생길 수 있고, 치료 과정 중 생명이 위험한 일들을 겪는 경우도 많다.

황달과 담도 배액술

황달의 원인은 매우 다양하지만 혈액 성분 중 적혈구를 구성하는 빌리루빈이라는 체내 물질이 정상보다 많아지는 것이 시작이다. 물론 담도암처럼 물리적으로 담도가 막혀 발생하기도 한다. 그러나 적혈구가 많이 파괴되는 상황에서 빌리루빈이 높아질 수 있으며, 흔한 예로 대량 출혈을 꼽을 수 있다. 빌리루빈의 대사 과정과 관련된 내과적 원인들로는 간경변(옛말로 간경화), 선천적인 간내 효소 결핍 등이 있다.

| 그림 3-5. 황달의 다양한 원인들 |

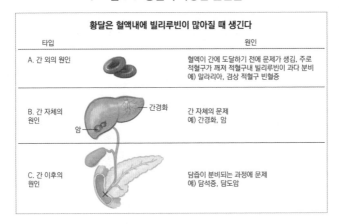

담도암과 관련된 황달은 담즙이 간을 거쳐 담도로 배출되는 과정에서 문제가 생긴 것이다. 일반적으로 담도가 막혀 발생하는 황달의 대부분은 담도암보다는 담도 결석에 의한 경우로, 담낭에서 발생한 담석이 담도로 내려가면서 담도를 막아 발생할 수도 있고(이차성 담도 결석), 담도 자체에서 발생한 결석(일차성 담도 결석)이 담도를 막아서 발생할 수도 있다. 이 말은 곧 황달이 생겼다고 해서 반드시 담도암을 염려할 필요는 없다는 뜻이다. 췌장암에서도 마찬가지라는 사실 역시 이미 앞에서 언급한바 있다.

| 그림 3-6. 내시경(ERCP)를 통한 담도 스텐트 시술 |

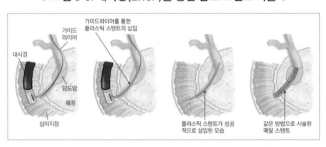

플라스틱 스텐트 및 금속 스텐트 시술 과정

여러 원인을 가진 황달 중에서도 담도암에 의한 황달이 확인된다면, 간외담도가 막혀서 발생했을 가능성이 높다. 이때는 막힌 담도를 뚫기 위한 배액관 시술이 필요하다. 스텐트는 혈관, 요관 또는 장처럼 '관'의 형태를 가진 장기가 좁아지거나 막혔을 때, 그 통로를 뚫기 위한 삽입용 배액관을 말한다. 이 스텐트는 간외담도가 막혔을 때 내시경을 통해 삽입하는 형태이다. 하지만 담도암이 단단하고 침윤된 범위가 길거나, 간내로 깊숙이 침윤되어 있을 경우에는 내시경을 통해 뚫기가 매우 어려울 수 있다. 내시경 스텐트 삽입이 실패하는 경우에는 정체된 담즙을 밖으로 배출시켜 주기 위해 피부에 바늘을 뚫고 관을 담도에 직접 삽입하는 간을 통한 담도 배액관 삽입술(Percutaneous transhepatic biliary drainage, PTBD)을 시행하기도 한다.

| 그림 3-7. 피부-간을 통한 담도 배액관 삽입술(PTBD) |

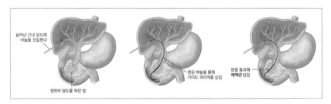

과거에는 담도 폐쇄를 치료하기 위해 몸 바깥에서 초음파를 이용하여 담도 확장을 진단하고, 확장된 담도에 배액관을 삽입하여 담즙을 몸 밖으로 배출시키는 체외 담즙 배액술이 많이 시행되었다. 하지만 관리가 불편해서 환자의 삶의 질을 떨어뜨리고, 인공 배액관을 복벽 및 간을 통해 담도에 삽입하기 때문에 감염 가능성 등의 여러 단점이 있다.

Ⅰ 그림 3-8. ERCP용 측면 십이지장 내시경을 통한
플라스틱 스텐트 삽입 모습 Ⅰ

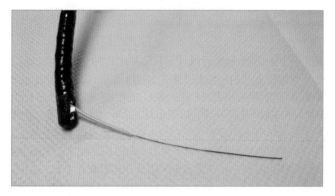

유도 철사를 통해 밖에서 밀어넣으면 내시경 처치공으로 나와 담도에 삽입된다.

내시경 기술이 발전함에 따라 일반적으로 앞으로 관찰하는 위, 대장 내시경에서 한 걸음 나아가 옆으로 관찰하는 '측면 십이지장 내시경'이 개발되었다. 이를 통해 담도 또는 췌관 조영술이나 치료 내시경을 시행할 수 있게 되었다. 현재 시술은 다음과 같은 과정으로 이루어지고 있다.

❶ 담도 조영을 통해 확인된 담도암 의심 부위에 가느다란 유도 철사를 통과시킨다.
❷ 유도 철사를 통해 협착의 일시적인 완화를 위해 풍선 확장술이나 확장 카테터를 이용한 확장술을 시행하여 어느 정도 협착 공간을

넓힐 수 있다.
❸ 일시적으로 넓혀진 협착 부위(담도암에 의한 협착 부위)에 배액관 또는 스텐트를 삽입한다.

다만 이 시술은 고도의 기술과 숙련도가 필요할 뿐만 아니라 내시경을 통해 이루어진다. 그렇기 때문에 이전에 위 수술로 인한 해부학적 변이, 암의 침윤 등에 의한 변형 등 여러 이유로 실패할 가능성이 10~15% 정도 존재한다.

스텐트는 담도 내에 인공적으로 삽입된다. 이로 인해 처음 시술이 이루어질 때와 비교하면 위치가 달라질 수 있으며, 스텐트 속에 찌꺼기가 껴서 막히는 경우 문제가 발생될 수도 있다. 하지만 그런 단점에도 불구하고 스텐트 시술이 많이 시행되는 이유는 삶의 질 면에서 체외 담즙 배액술과 비교할 수 없을 정도로 우수하기 때문이다.
담도 스텐트는 크게 플라스틱 스텐트와 철조망 형태의 금속 스텐트가 있는데, 일반적으로 플라스틱이 많이 사용된다.

| 그림 3-9. 현재 사용되는 플라스틱 스텐트의 종류 |

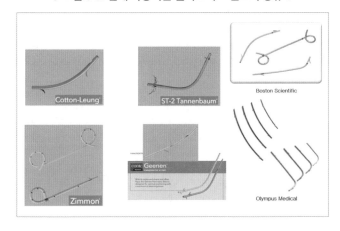

플라스틱 스텐트는 내경이 작아 주로 3개월 미만의 단기적인 용도로 사용되며, 추가 사용 시 일정 간격으로 교체가 필요하다. 플라스틱 스텐트는 쉽게 제거할 수 있다는 장점이 있지만, 내시경의 처치공(내시경 내에 시술 기구가 지나다니는 작은 통로)을 통해 삽입해야 하기 때문에 직경이 11F 미만으로 한정되기에 내경이 작을 수밖에 없어 잘 막힌다. 특히 스텐트를 넣어 담도가 뚫리면 암의 근위부에 쌓여 폐쇄를 유발했던 찌꺼기 및 암세포에서 분비되는 점액들이 한꺼번에 내려오다가 담도를 막을 염려도 있다. 불과 며칠 만에 스텐트에 엉겨붙을 수도 있는 것이다. 우리나라 식단에는 식이섬유가 풍부하기 때문에 음식의 섬유질이 십이지장 내부로 돌출된 스텐트에 잘 붙는다. 또한 항암치료 중인 환자에서 항암제에 의해 죽은 암 조직들이 떨어져 나와 담도를 막는 경우가 자주 생기기도 한다. 즉, 플라스틱 스텐트를 삽입한 후 조기에 발생하는 문제의 원인은 기술적인 문제보다는 주로 스텐트 자체의 특성에 기인한다. 행여나 스텐트가 자주 막히는 것을 담당 의사의 내시경 실력 부족으로 오인하고 여러 병원을 전전하는 것은 이러한 이유를 모르기에 생기는 안타까운 상황이다.

금속 스텐트는 직경이 넓어 담즙 배액이 원활하게 이루어지니 황달의 호전도 빠르고 잘 막히지 않는 장점이 있다. 그러나 한 번 삽입하면 제거가 어렵다. 이 때문에 과거에는 플라스틱 스텐트와 달리, 수술하기에 너무 늦은 환자 중 생존 기간이 비교적 길게 예상된다면 금속 스텐트 시술을 권유했다. 그러나 최근에는 금속 스텐트도 암 침윤을 억제하기 위해 피막이 코팅된 제품을 사용하고 있다. 피막 금속 스텐트

| 그림 3-10. 간문부 담도암에 대한 스텐트 삽입 |

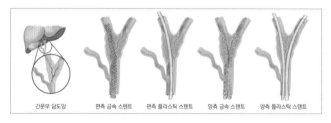

┃ 그림 3-11. 현재 사용되는 금속 스텐트(SEMS)의 종류 ┃

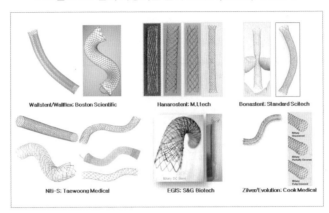

┃ 그림 3-12. ERCP용 내시경을 통한 금속 스텐트 삽입 모습 ┃

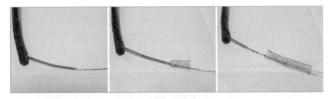

삽입기구가 얇아 내시경 처치공으로 삽입되며, 이후 내시경을 빠져나오면서 넓은 구경의
금속 스텐트가 자동으로 팽창한다.

의 직경을 10mm에서 8mm, 6mm로 줄여 제거가 쉽도록 개량된 제품
들도 많이 사용된다.

수술을 하려면 스텐트의 제거 여부가 중요하다. 제거가 쉬운지 어려
운지는 환자의 치료 목적이 완치인지 아닌지에 따라 달라진다. 완치
를 목적으로 항암치료를 하면서 추후 수술을 염두에 두고 있다면 쉽
게 뺄 수 있도록 스텐트를 넣거나, 아예 수술 부위에 스텐트가 포함되

▎그림 3-13. 담도 스텐트의 여러 형태 ▎

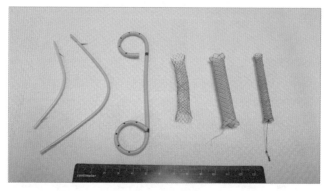

좌로부터 '일자형 7 Fr, 7cm 플라스틱 스텐트', '일자형 7 Fr, 12cm 플라스틱 스텐트(간문부 배액용)', '양쪽 돼지꼬리형 10 Fr, 9cm 플라스틱 스텐트(이탈 방지용)', '비피막형 10mm, 6cm 금속 스텐트', '피막형 10mm, 6cm 금속 스텐트', '비피막형 6mm, 6cm 금속 스텐트(양쪽 간내 담도 삽입형)'

▎그림 3-14. 플라스틱 스텐트 및 금속 스텐트가
십이지장 쪽에서 막힌 사례들 ▎

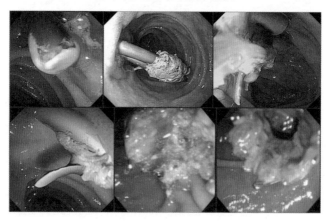

도록 삽입하는 것이 중요하다. 따라서 다학제 진료가 활성화된 병원에서는 내시경 시술 담당인 소화기내과 의사와 수술 담당인 외과의사 간의 명확한 의사소통이 이루어져 목적과 계획에 따라 적절한 스텐트를 선택하기 쉽다는 장점이 있다. 물론, 금속 스텐트도 단점이 있다. 장기적으로는 암이 진행하면 스텐트 안쪽으로 자라나 스텐트가 막힐 수 있고, 치료 평가를 위한 영상검사시 금속재질로 인해 정확한 평가를 방해할 수 있다.

스텐트는 꼭 내시경을 통해서만 삽입할 수 있는 것은 아니다. 내시경 접근이 어렵다면 피부 바깥에서 복벽을 통한 담즙 배액술을 이용해 플라스틱 스텐트나 금속 스텐트를 삽입할 수도 있다.
이처럼 스텐트 시술은 스텐트의 종류와 삽입 위치 등 다양한 고려 사항이 존재하므로, 환자의 치료 방향에 따라 다학제 진료를 통해 논의를 충분히 한 뒤 선택해야 한다. 첫 검사에서는 수술 불가능이라는 판독이 나왔지만 다학제 진료를 통해 "항암치료나 방사선치료 등으로 암이 줄어든다면 수술이 가능하다"고 판단하는 경우, 제거가 쉽고 수술이 용이하며 영상검사에서 치료 반응을 평가하기에도 쉬운 플라스틱 스텐트가 좋은 선택일 수 있다. 자주 막힌다는 불편을 감수하고라도 나중을 위해 더 나은 선택을 하는 것이다.

조용하지만 공격적인 간내담도암

간내담도암은 문자 그대로 간 안쪽에서 생기는 담도암이다. 간 내부에서 생기니 많은 사람들이 간내 담도암과 간세포암을 혼동하곤 한다. 그러나 이 둘은 조직학적으로 완전히 다른 암이며, 치료 방향 또한 다르다.

일반적으로 간암이라 불리는 간세포암은 간경변, 알코올, 만성 B형 간염, C형 간염, 알코올성 간질환 등의 원인으로 간세포에서 생기는 암을 말한다. 이와 달리 간내담도암은 간 내에 있는 '담도세포'에서 기원하는 암이다. 간세포암과 간내담도암 모두 간에서

┃ 그림 3-15. 간세포암과 간내담도암 그리고 혼합형 ┃

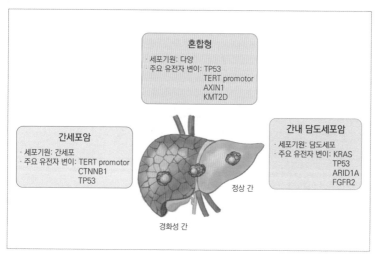

발생하는 '원발성 간암(Primary liver cancer)'이지만 둘은 엄연히 다른 암이기에 예후도 다르다. 각각 치료 방침을 다르게 설정해야 하고, 치료법을 결정할 때에도 다학제 접근이 필요하다.

간암과 담도암의 차이점

간에 생기는 모든 악성 종양을 간암이라 한다. 하지만 간에는 여러 종류의 세포들이 존재하고 그중 어느 세포에서 암이 발생하는가에 따라 각각 다른 이름과 성질을 가진다. 흔히 우리가 말하는 간암은 정확하게 얘기하면 간세포암을 의미한다. 그러나 간세포암 외에도 '간내 담도세포암', '간 신경내분비종양', '간 육종', '간 림프종' 등 다양한 간암이 있다. 간은 다른 암들이 가장 잘 전이되는 장기 중 하나여서 다른 곳에서부터 간으로 전이된 '전이 암' 역시 잘 생긴다.

간 전이를 보일 수 있는 암들은 대장암, 위암, 췌장암, 담도암, 난소암, 유방암 등으로 다양하고, 이렇게 간으로 전이된 것을 이차성 간암이라 한다. 이 전이 암들은 간암의 성질을 갖는 것이 아니라 원래의 암, 즉 원발암과 같은 성질을 갖는다. 예를 들어 대장암이 간으로 전이되어 암이 생겼다면 이 암은 대장암의 성질을 가지므로 치료법 결정과 항암제 선택 역시 대장암에 준해 이루어진다.

간암(여기서는 간세포암을 의미한다)의 예후는 병기도 중요하지만 간의 평소 상태에 많은 영향을 받는다. 간암 환자들은 암을 진단받기 오래 전부터 간경변이나 만성 간염을 가지고 있는 경우가 많다. 이렇게 간 건강(기능)이 좋지 않으면 항암치료나 수술을 잘 견딜 수 있을지 확신하기 힘들어 선뜻 치료법을 선택하기 어렵다. 치료 후 간 기능이 나빠질 가능성도 높다. 반면 담도암은 간의 상태가 나쁜 경우는 드물고, 간혹 만성 담도염에 의해 간 위축이 발생하였을 수는 있다. 하지만 담도암 자체는 간암에 비해 매우 공격적이어서 혈관이나 신경 등 주변 조직에 잘 침윤하고 림프절 전이가 흔히 나타난다. 담도암 환자는 간암 환자에 비해 간 건강(기능)은 잘 보존되어 있지만 예후는 나쁜 편이다.

간암의 경우는 혈관 침범이 없고 크기와 개수를 고려한 일정 병기 이하에서는 다른 장기로의 전이보다는 간내 재발 위험이 크므로 간 이식을 통해 재발을 막고 완치를 노려볼 수 있다. 하지만 간내담도암의 경우는 췌장암과 유사하게 전신 질환의 성격을 가진다. 간에서 발생했지만 간에 국한되지 않고 전이를 잘 해 다른 장기들에서 재발할 위험이 크다는 뜻이다. 간내담도암은 이러한 특성으로 인해 간 이식으로 완치를 기대하기 어렵고, 수술과 항암치료를 중심으로 치료가 이루어진다.

간외담도암이 큰 담도에서 발생하여 주로 황달로 인해 진단되는 것과 달리, 간내담도암은 간 내부의 작은 담도나 담도조직에서 발생한다. 상당한 크기로 진행되어도 담즙의 주 통로가 막히지 않으면 별다른 증상이 나타나지 않는다. 이로 인해 최초 진단 시에 수술이 가능한 경우가 20~40%밖에 안 된다.

담도의 일부지만 조금은 다른 담낭암

담낭은 10cm쯤 되는 주머니로, 서양배(과일)와 비슷한 모양이다. '간에 붙었다 쓸개에 붙었다'는 속담에 등장하는 '쓸개'가 바로 이 담낭이다. 해부학적으로 간과 쓸개는 밀착되어 있고 그 역할 또한 보완적이다. 눈치 빠르게 자기 이익만을 찾는 모양새를 지적하고자 하는 이 속담의 본의는 실상 의학적 진실과는 큰 차이가 있다. 여담으로 담낭 질환을 보는 우리들은 생선 쓸개를 소주에 타 먹거나 동물의 쓸개즙을 먹는 행위를 권하지 않는다. 환자 중 한 명은 야생 짐승의 쓸개즙을 마시고 급성 A형 간염에 걸려 세상과 작별할 뻔한 경우도 있었다.

┃ 그림 3-16. 담낭의 해부학적 위치 및 주변 장기와의 관계 ┃

담낭은 간에서 만들어진 담즙이 담도로 내려오다가 중간에 잠시 저장되는 장소로, 음식물이 섭취되면 담즙을 십이지장으로 내보낸다. 담낭은 간외담도에 붙어 있지만 조직학적인 차이뿐만 아니라 암의 성질과 주변 환경 역시 다르기에 '담낭암'으로 따로 구분된다.

담낭은 담도보다 더 얇은 벽으로 이루어진 탓에 점막에 발생하는 암세포가 벽을 뚫고 바깥으로 쉽게 침윤한다. 소장, 대장 같은 다른 장기들은 바늘로 찔러도 큰 문제가 일어나지 않지만 담낭은 작은 구멍만으로도 아물지 못하고 담즙이 새어나와 문제가 된다. 또한 총담도의 곁가지로 간 아래에 붙어 있다 보니 담낭암이 생겨도 대부분 별다른 증상이 나타나지 않는다. 다만 담낭 입구에 암이 발생하면 담낭에서 담즙이 배출되지 못하고 머무르는 바람에 담낭염이 발생한다. 이때는 우측 상복부 불편감이나 통증이 생길 수 있다. 하지만 담낭염이 발생하는 경우에는 담낭벽이 전체적으로 두꺼워져 암을 구분하기 어렵다. 수술 전까지 암의 유무를 인식하기 힘들 수 있다.

이처럼 담낭암은 특별한 증상이 없어 진단하기까지 시간이 걸릴 수도 있다. 다행인 것은 건강검진 항목에 복부 초음파가 포함되는 경우가 많아 초기에 발견되거나, 암으로 발전하기 전 단계인 용종 형태로 발견되면 근치적 수술이 가능하다. 참고로 담낭은 담도계에서 초음파로 가장 잘 보이는 장기이며, 초음파는 담낭을 잘 관

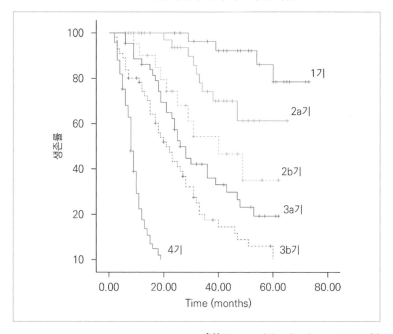

| 그림 3-17. 담낭암의 병기에 따른 생존 곡선 |

출처: Wang et al. Oncology letters 2018:16(4)

찰할 수 있는 가장 좋은 검사 방법들 중 하나이다.

담낭은 점막하 근육층이 없고 벽이 매우 얇다. 벽이 얇으니 담낭에서 암이 생기면 벽을 쉽게 뚫고 주위로 퍼질 수 있다. 이 말은 병기에 따라 예후의 차이도 극명하다는 뜻이다. 담낭암의 5년 생존율은 1기에서 80% 이상이고, 2기A도 60% 정도로 다른 담도암에 비해 양호하다. 하지만 2기B를 넘어서면 생존율이 30% 정도로 급격히 떨어져 다른 담도암과 비슷하게 불량한 예후를 보인다.

어디에도 끼지 못하는 바터씨 팽대부암

항문의 괄약근이 배변 과정을 조절하듯, 담도의 원위부에는 십이지장으로 담즙의 배출을 조절하는 일종의 괄약근이 있다. 바로 '십이지장 팽대부'다. 십이지장 팽대부의 다른 이름은 '바터씨 팽대부(Ampulla of Vater)'로, 처음으로 이 부분의 해부학적 구조를 기술한 의사의 이름을 따온 것이다. 여기서 '씨'는 우리나라의 '최' 씨나 '전' 씨와 같은 성씨(姓氏)이다.

| 그림 3-18. 바터씨 팽대부(십이지장 팽대부)의 해부학적 위치 |

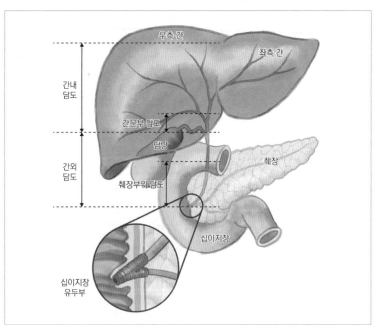

담도와 췌관 끝을 휘감고 있는 팽대부 괄약근이 소화 효소 분비를 조절한다.

십이지장 팽대부는 담도의 끝과 췌관의 끝을 휘감고 있는 괄약근으로 이루어진 '소화액 조절기관'이다. 음식이 위에서 십이지장으로 내려오면 소화 효소를 뿜어내서 음식물의 소화에 직접적으로 관여한다.

바터씨 팽대부암은 위치적인 요소로 인해 원위부 담도암과 임상적인 증상이 대부분 일치한다. 바터씨 팽대부암은 원위부 담도암처럼 대부분 황달 증상이 나타나는 것으로 진단되지만, 담도암과는 엄연히 다르다. 바터씨 팽대부는 담도 조직과는 다른, 십이지장 조직으로 구성되어 있다. 암세포의 기원이 다르기 때문에 암의 성질 또한 다르다. 일반적으로 팽대부암은 담도암보다는 예후가 좋은 편이지만 림프절 전이가 잘 된다는 특징이 있다.

03

담도암의
원인

민물고기가 범인일까?

담도암의 대부분은 정상 담도, 정상 간에서 나타난다. 그런데 10% 정도에서는 담도 상피의 점진적인 변화를 유발할 수 있는 만성 염증성 질환에서 발생한다. 담도암의 위험인자들은 담즙의 정체, 담도 협착, 만성 염증, 발암 물질 등이 있다. 이러한 위험인자들과 연관된 대표적인 질환은 서양에서는 원발성 경화성 담도염, 국내에서는 민물고기에서 감염되는 간흡충증과 간내 담석증 등을 꼽을 수 있다. 그러나 다수의 담도암에서는 원인을 확인할 수 없고 발생 기전 역시 명확하게 규명되지 않았다.

만성 간담도 기생충 감염, 일명 '간흡충증'은 간흡충(간디스토마)이라는 기생충이 담도에 오랜 기간 기생하면서 담도 상피세포에 만성 염증을 유발하게 되고 결국 악성화를 초래할 수 있는 질환을 말한다. 간흡충증은 주로 민물고기, 조개류를 날것으로 먹었을 때 감염되며, 현재까지 알려진 담도암의 유발 요인 중 가장 위험도가 높다. 간흡충은 감염된 사람의 간이나 담도에 기생하면서 복통과 소화불량, 황달을 일으키는데, 치료하지 않고 감염이 지속되면 기생충이 각종 독성 물질을 분비하고 담도 상피세포를 자극해 담도암을 일으킬 수 있다. 국내 담도암 환자 중 10% 정도가 이 만성 간담도 기생충 감염에 의해 발병한 것으로 추정되고 있다.

이외의 요인들로는 담도 확장을 동반한 선천성 기형(담관 낭종; 이 책에서는 '담관' 대신 '담도'로 용어를 일원화했지만 주로 쓰이는 진단명에서는 예외로 했다)이나 직업적 노출(고무, 철강, 자동차 공장 등), 간내 담석증, B형 및 C형 간염 바이러스, 간경변 등이 담도암의 위험인자로 알려져 있다.

담도암 발생의 위험인자

만성 염증성 담도 질환들(Chronic inflammatory bile duct diseases)

  원발성 경화성 담도염(Primary sclerosing cholangitis)

  낭성 간질환(Cystic liver diseases)

    카롤리병(Caroli's diseases)

    담관 낭종(Choledochal cyst)

  선천성 간섬유화증(Congenital hepatic fibrosis)

  Von Myenberg complexes

  간내 담석증(Intrahepatic calculi/Hepatolithiasis)

  간 기생충(Liver fluke infestation)

발암 물질(Chemicals & carcinogens)

  Thorotrast 조영제

  Oxymethalone

  Diethylnitrosamine

자가면역질환(Autoimmune diseases)

  궤양성 대장염(Ulcerative colitis)

  원발성 담도성 간경변(Primary biliary cirrhosis)

만성 간질환(Chronic liver diseases)

  간경변(Cirrhosis)

  B형 및 C형 바이러스성 간염(Hepatitis B & C)

담도학. 정재복, 대한췌장담도학회, 군자출판사, 2008

담도-췌관 합류기형을 동반한 담관 낭종

55세 여성 C씨는 아들이 선물해준 건강검진권을 통해 생애 첫 검진을 받았다. 그런데 특별히 문제 없으리라 생각했던 검진에서 뜻밖의 결과를 듣게 되었다. 정상 담낭 옆에 주머니 모양의 또 다른 구조물이 보인 것이다.

평소 일이 바빠 짧은 시간 내에 식사를 마쳐야 했던 환자는 소화불량이 잦았으나, 소화제를 먹으면 금방 괜찮아져서 대수롭지 않게 여겼다. 그런데 건강검진 초음파에서 가늘어서 잘 보이지 않아야 할 총담도가 물주머니처럼 늘어나 있었다. 병원에서는 보다

Ⅰ 그림 3-19. 담관 낭종 내에 발생한 담도암 Ⅰ

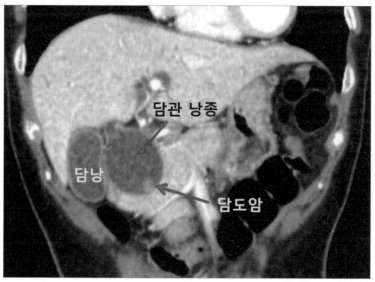

정확한 구조를 파악하기 위해 복부 CT를 촬영했고, 그 결과 단순히 담도가 늘어난 '담관 낭종'뿐만 아니라 담관 낭종 내에 담도암까지 진단되었다.

보통 담관 낭종이 진단되면 담낭과 함께 담관 낭종을 제거하고 간쪽으로 남아 있는 정상 담도와 소장을 연결해주는 수술로 치료를 종결할 수 있다. 하지만 담도암이 같이 진단된 상황이라면 췌장머리와 십이지장까지 같이 절제하는 '췌장두부십이지장 절제술'이 필요하다. 일이 커지는 것이다.

다행히 C씨는 전이나 주변으로부터 침범 소견이 보이지 않았

| 그림 3-20. 보통의 담관 낭종 수술 범위 |

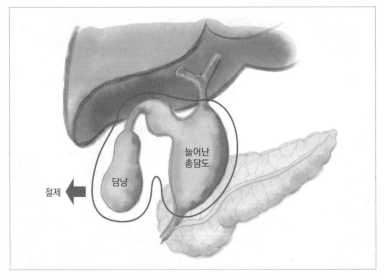

늘어난 담관 낭종과 담낭을 함께 절제한다.

| 그림 3-21. 담관 낭종의 Todani 분류법-I형~V형 |

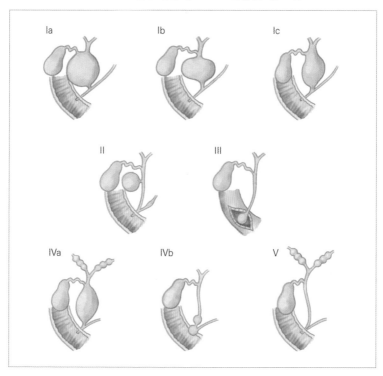

담관 낭종의 여러 형태: 간외담도, 간내담도 등 늘어난 부위에 따라 분류한다. 총담도가 늘어난 I형이 가장 흔하다

고, 담도 벽에 매달려 있는 초기 병변으로 의심되어 복강경으로 무사히 수술을 마칠 수 있었다. 최종 병기는 1기로 확인되어 항암치료가 필요하지 않았고, 현재까지 5년간 재발 없이 잘 지내고 있다.

담관 낭종은 담도 확장을 동반한 선천성 기형의 일종으로, 담도가 기형적으로 늘어나 주머니 형태로 변하는 질환이다. 정상에서라면 담도와 췌관이 각각 따로 십이지장 팽대부로 들어가 십이지장으로 소화 효소를 분비해야 한다. 그런데 이 기형은 담도와 췌관이 하나로 합쳐져 팽대부로 들어가는 담도-췌관 합류기형을 동반한다. 이로 인해 담즙과 췌장 소화 효소가 십이지장으로 배액되지 않고 심한 경우 역류를 일으켜 손상을 줄 수 있다. 담즙과 췌장액, 이 두 가지 액체가 난류를 일으킬 뿐만 아니라 경우에 따라 담즙이 췌관으로 역류할 수도 있지만, 압력차이로 인해 보통은 췌장액이 담도로 역류하여 담도 점막 또는 담낭 점막에 영향을 주게 된다. 담도염이나 담석증 같은 합병증이 생겨 수술하기도 하지만, 증상이 없더라도 담도암, 담낭암 발생의 위험이 높다. 그렇기 때문에 담관 낭종 진단이 확인되면 반드시 수술로 낭종을 제거하고 소화액의 역류를 차단해야만 암의 발생률을 낮출 수 있다.

❘ 그림 3-22. 정상적인 담도-췌관 구조 ❘

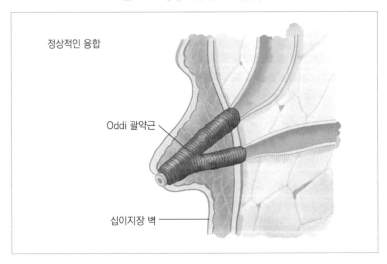

∣ 그림 3-23. 담도-췌관 합류기형 ∣

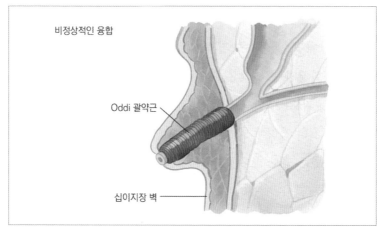

담도와 췌관이 미리 합쳐져 팽대부로 들어가는 담도-췌관 합류기형

∣ 그림 3-24. 담도-췌관 합류기형에 의한 소화제의 역류 ∣

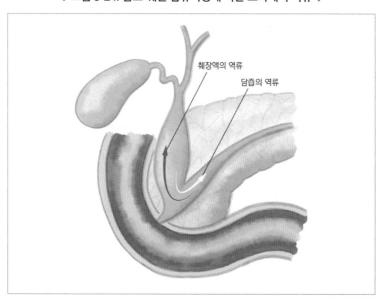

담도-췌관 합류기형이 있으면 담즙이 췌관으로 역류하거나, 췌장액이 담도로 역류해 문제가 된다.

담석증과 담도암

담도 안에 돌이 생기는 질환을 통틀어 담석증이라고 한다. 이때의 '돌'은 화강암, 현무암 같은 돌이 아니라 체내 물질들이 담도 안에 쌓여 돌과 같이 단단한 물질을 만드는 것을 의미한다. 대부분 담즙의 정체나 감염에 의해 발생한다. 담즙의 흐름이 좋지 못해 생길 수도 있고, 담도의 협착과 같은 물리적인 문제로 인해 담즙이 정체되어 생길 수도 있다. 담석증은 담낭에 가장 흔하지만 간내담도나 총담도에서도 발생할 수 있다.

담석이 장기적으로 담도나 담낭의 점막상피세포를 자극하면 세포의 변형을 유발하여 암 발생률을 높인다. 또한 담석증이 만성 담도염 또는 담낭염을 유발하여 담도나 담낭 벽의 비후(두껍게 변함)가 생기면, 수술 전에 암의 유무를 알기 어려워질 수도 있다. 다른 원인으로 인한 암은 종괴를 형성하거나 정상조직과 다른 모양을 가지므로 진단하기 쉽지만, 만성 염증이 있는 상태에 섞여 있는 암은 염증에 의한 변화와 암에 의한 변화를 구별하기 힘들다.

담낭에 생기는 담석증 자체는 암의 직접적인 위험인자가 아니다. 그러나 담석 크기와 상관 없이 만성 담낭염을 동반하고 있으면 담낭암의 위험인자가 된다. 담도, 특히 간내 담도에 생기는 담석증은 그 자체만으로도 담도암의 위험인자다.

사례

60대 여성 D씨는 잦은 복통과 열로 인해 종합병원을 찾아 검사를 받고 간내 담석증에 의한 담도염을 진단받았다. 간내담도에서 생긴 담석이 담도를 막아 담도염을 일으켰던 것이다. 병원에서 간 좌엽절제술을 권유받은 D씨는 상담을 위해 우리를 찾아왔다.

| 그림 3-25. D씨의 CT소견 |

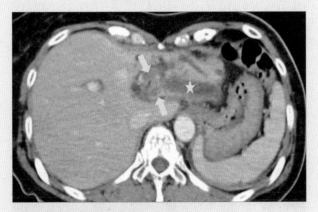

간 좌엽의 간내담석증(화살표)와 늘어난 간내담도(별표)

문제는 D씨는 간내담석증에 의한 증상이 오래 진행되어왔던 터라 '만성 염증에 의한 담도암' 가능성이 염려되었다. CT에서는 담석증에 의해 왼쪽 간의 간내담도가 많이 늘어나 있었고, 왼쪽 간이 심하게 위축되어 있었다. 왼쪽 간의 위축은 담도염을 상당히 오랫동안 앓아왔다는 점을 시사하는 소견이다. 우리는 다학제 진료를 열어 진단과 치료 방향을 상의하기로 했다.

CT에서 암을 의심할 만한 별다른 소견이 보이지 않아 다른 병원에서도 권했던 간 좌엽절제술이 옳은 방향이라고 생각했다. 좌엽의 위축이 심해 제 기능을 못하는 데다 담석증에 의한 담도염이 반복적으로 나타나고, 장기적인 관점에서 담도암의 발생 위험이 높다는 판단이 섰기 때문이다. 문제는 염증이 오랜 시간 진행된 환자에서는 염증 안에 숨어 있을 수도 있는 담도암을 주의해야 한다는 것이었다. 그래서 우리는 수술 전에 정밀담도내시경으로 수술 부위에 정말 이상 병변이 없는지 한 번 더 확인해보기로 했다(정밀담도내시경에 대해서는 진단 파트에서 상세히 다루어놓았다).

Ⅰ 그림 3-26. 정밀담도내경(Spyglass) 검사 Ⅰ

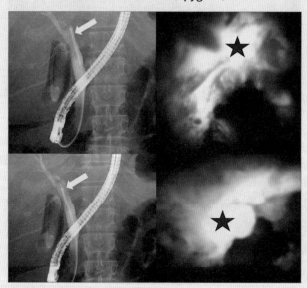

간문부 담도까지 진입한 담도내시경(화살표)으로 발견한 종괴 병변(별표)

정밀담도내시경 결과는 예상 밖이었다. 혹시나 하고 시행한 검사에서 총담도가 시작되는 입구에 종양이 있음을 발견한 것이다. 검사를 하지 않고 간 좌엽절제술만 시행했다면 영상검사로는 발견할 수 없었을 암세포를 남긴 채 수술을 마칠 수도 있었다. 다행히 정밀담도내시경 조직검사 결과 초기암에 해당하여 이 부분을 포함하여 수술 범위를 새롭게 수정했다. 총담도를 포함한 좌측 간 절제술과 함께 절제된 담도를 소장과 연결하는 복잡한 수술로 변경한 것이다. 환자의 수술은 사전에 잘 계획하여 진행한 덕분에 복강경으로 성공할 수 있었다.

| 그림 3-27. 정밀담도내시경 검사결과에 따라 변경된 수술범위 |

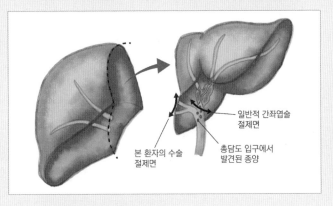

이 환자는 최종 조직검사상 병기가 1기가 되기 전 단계인 '0기 담도암'으로 확진되어, 수술 후 추가 치료 없이 완치될 수 있었다. 이처럼 담석증과 함께 만성 담도염, 만성 담낭염이 동반된 경우라면 숨어 있을 수도 있는 담도암과 담낭암을 반드시 고려해 면밀히 검사해야 한다.

04

담도암이 생소한
또 다른 이유
: 치료

혼자서 다루기에는 버겁다

사례

담도암의 치료 방법은 다양하다. 하지만 여느 고형암과 마찬가지로 항암치료, 방사선치료, 수술 중 완치가 가능하려면 수술이 필수다. 곧이어 소개할 사례는 완치를 위한 수술을 가능하게 하기 위해 다학제 팀과 환자가 한 마음으로 노력했던 과정을 잘 보여준다.

60대 초반 E씨는 간문부 담도암(Hilar cholangiocarcinoma, Klaskin tumor type IIIB)을 진단받고 우리 다학제 팀을 찾아왔다. 처음 진단받은 병원에서는 수술이 어렵다는 이야기를 들었다고 했다. 그런데 여러 검사를 해보니 우리 역시 같은 의견을 전달할 수밖에 없었다.

| 그림 3-28. E씨의 진단 시 CT 검사 |

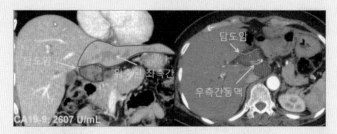

E씨의 첫 내원 당시 CT와 암표지자 수치(CA19-9: 2607)

| 그림 3-29. E씨의 암침범 상황 모식도 |

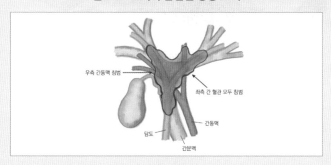

우리 다학제에서도 담도암이 주변의 주요 혈관을 둘러싸고 있어서 수술적 접근이 어렵다는 결론을 내렸다. 담도암을 수술로

완치하기 위해서는 간의 좌엽과 우엽 중 적어도 어느 한쪽은 살릴 수 있어야 한다. 그러나 이 환자는 암이 좌측 혈관을 모두 침범했고, 위축이 심해 좌엽을 절제해야 하는 상황이었다. 이에 더해 우측 간동맥 침범도 보여 우엽 역시 살릴 수 없을 것으로 보였다.

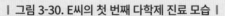

| 그림 3-30. E씨의 첫 번째 다학제 진료 모습 |

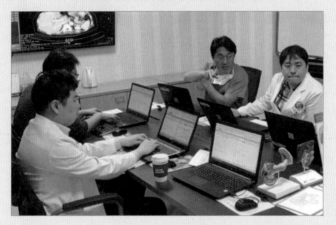

그렇다고 여기서 멈출 수는 없었다. 바로 심층 회의를 소집해 만약 암의 크기를 줄일 수 있다면 다음 단계로 수술을 고려해보자는 결론에 도달했다. 수술에 대한 기대를 포기하지 않기로 하고 환자와 함께 1차 치료에 들어가기로 했다.

1차 치료를 시작하던 당시만 해도 담도암에서 치료 반응률을 높일 수 있는 약제 아브락산을 함께 사용하는 3제 요법이 아직 승인되지 않았기에, 우리는 젬시타빈과 시스플라틴의 2제 요법으로 치료를 시작했다(항암치료의 상세한 내용은 뒤에서 다룬다). 6개월간의 항암치료 후 두 번째 다학제 진료가 열렸다.

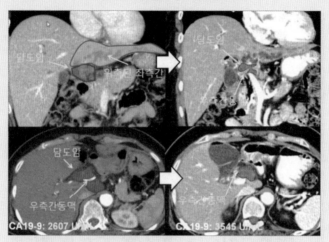

6개월간의 항암치료 결과는 애매했다. 암의 크기가 줄어들긴 했으나 암표지자 수치는 여전히 높았다. 결정적으로 수술이 가능할 정도로 호전되지는 않았는데, 반드시 살려야만 하는 우측 간동맥의 침범이 여전히 관찰되었다.

그러나 환자는 수술에 대한 기대와 소망이 여전했고, 우리 팀도 아직 희망을 놓을 상황은 아니라고 확신했다. 이러한 확신은 6개월간의 치료 결과 원발부위인 담도 밖으로 전혀 전이되지 않았다는 사실에 기반을 두었다. 담도 외 다른 장기의 전이는 발견되지 않았으니 국소 병변을 계속해서 공격해보기로 한 것이다.

그렇게 2차 치료법으로 방사선치료를 선택하여 5주 계획하에 시작하게 되었다.

| 그림 3-32. 방사선치료 전/후 |

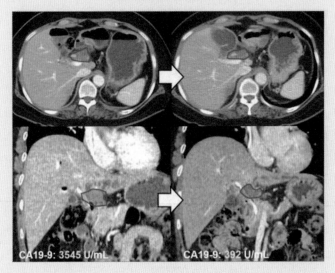

방사선치료 결과는 고무적이었다. 암의 크기가 많이 줄어들었을 뿐만 아니라 암표지자 수치 역시 처음보다 10분의 1로 떨어졌다(3545 → 392 U/mi). 하지만 여전히 수술을 시도하기에는 암의 주변 혈관 침범이 부담스러웠다. 그런데 그때, 생각지도 못한 희소식이 날아들었다. 여러 연구에서 효과를 보였으나 아직 국내 허가가 나지 않았던 아브락산 3제 요법을 사전신청이라는 방법을 통해 투여할 수 있게 된 것이다!

| 그림 3-33. 6주간의 아브락산 항암치료 전/후 |

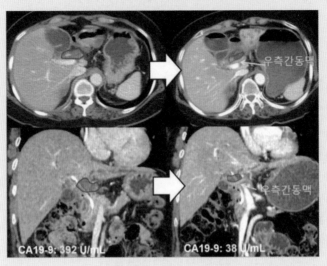

| 그림 3-34. E씨의 세 번째 다학제 진료 모습 |

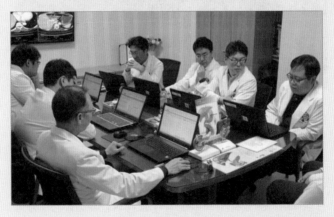

우리는 즉시 환자와 상의하여 3제 요법 항암치료를 시작했다. 6주간 아브락산 3제 요법이 시행되었고, 이후 영상검사를 통해 기다리던 결과를 얻을 수 있었다. 암의 크기가 이전보다 줄어든 것은 물론 암표지자 수치 역시 정상화되어 마침내 수술을 논의할 수 있는 상황이 되었다.

세 차례의 치료법을 거쳐 이루어진 세 번째 다학제 진료. 우리는 마침내 환자에게 수술이 가능하다고 선언했다. 희망의 끈을 놓지 않고 기다려왔던 수술(간 좌엽절제술, 총담도 절제술, 담도-소장 문합술 / Left hemihepatectomy with caudate lobectomy, Common bile duct resection, Roux-en Y hepaticojejunostomy)을 할 수 있었다.

┃ 그림 3-35. E씨의 수술소견 및 절제된 조직 ┃

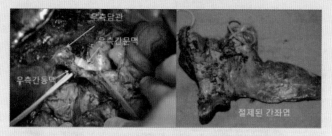

사진설명: 우려했던 우측 간동맥을 성공적으로 보존(좌)할 수 있었고, 암을 완전히 절제(우)한 모습

수술의 관건은 우측 간동맥을 암으로부터 성공적으로 박리하여 간 우엽을 살리는 것이었다. 여러 차례의 치료를 통해 암이 줄어든 상태이기는 했지만, 초기에 워낙 동맥 침범이 심했기에 동맥 절제술까지 고려했었다. 하지만 생각보다 수술 전에 이루어진

Ⅰ 그림 3-36. 수술 후 7일째 복부 CT Ⅰ

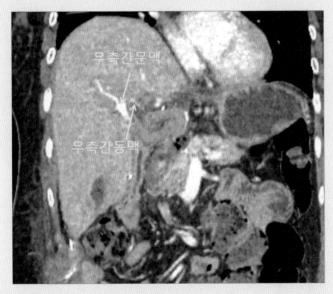

Ⅰ 그림 3-36. 수술 후 7일째 복부 CT Ⅰ

치료들의 결과가 좋았던 덕분에 성공적으로 우측 간동맥을 보존할 수 있었다.

수술 후 촬영된 복부 CT를 통해 환자에게 남은 간 우엽이 70% 정도 재생되었다는 사실과 간동맥, 간문맥의 혈류 역시 원활함을 확인하였다. 최종 조직검사 결과에서도 '암의 크기 1cm, 림프절 전이 소견 없음'이라는 괄목할 만한 좋은 성과를 얻을 수 있었다.

고형암 치료의 완치를 위해 수술이 필수적임은 아무리 강조해도 지나치지 않는다. 하지만 이 책의 주제인 췌장담도암만큼은 수술 후 재발이 매우 흔하기 때문에 치료 난이도가 높다. 췌장담도암 역시 고형암이므로 완치를 위해 수술이 필요하지만, 수술만으로 완치에 이르는 것이 어려운 경우가 많다. 췌장담도암에서는 숙련된 외과의의 술기도 중요하지만, 전체적인 치료 성적 향상을 위해서는 항암치료와 방사선치료의 적절한 조합이 가장 중요하다.

최근에는 췌장담도암에서 암의 크기를 효율적으로 줄일 수 있는 새로운 항암제들이 등장하고 있다. 이는 다학제 진료의 의미를 더욱 드높인다. 임상과 의사는 한두 분야, 이를테면 수술, 내시경, 항암제, 방사선치료 등의 전문가일 수는 있지만 모든 분야를 최고 수준으로 알지는 못한다. 이때 다학제 진료는 의사 단독으로 치료한다면 무리하게 진행할 수도 있는 수술이나, 단지 수술이 불가능하다는 이유로 암 환자가 세상을 떠나기 직전까지 항암치료를 이어나갈 가능성을 예방할 수 있다. 췌장담도암 다학제와 관련된 유일한 아쉬움이라면, 아직 국내에 활성화된 곳이 적어 혜택을 받을 수 있는 병원이 제한적이라는 것이다.

담도암의 발생률이 서구에서 낮은 탓에 치료제 개발이 활발하지 않다는 건 앞서 언급한바 있다. 하지만 우리나라를 비롯한 아시아에서는 담도암 발생률이 높기에, 이에 대한 관심과 치료에 대한 노력이 오래 전부터 지속되어 왔다. 그 결과 담도암에 대한 진단, 수술 실력, 치료 성적에 있어 대한민국은 세계 최고 수준에 도달하게 되었다. 자연스레 우리 췌장담도암 다학제 팀 역시 세계 최고 수준이 아닐까 생각해보지만, 담도암의 완전한 정복까지는 아직 갈 길이 멀다는 현실은 우리를 겸허하게 만든다.

매년 500건 정도의 췌장담도암 다학제를 진행하면서 많은 병원들을 거쳐 우리에게 찾아오는 환자들을 만나는 일도 일상이 된 지오래다. 좋은 치료 성적은 소문을 낳고, 그 소문이 환자들을 찾아오게 만드는 선순환이 반복되고 있는 것을 보면, 다학제진료의 필요성과 방향성은 분명하다는 자신감을 가지게 한다. 하지만, 우리는 한국의 모든 췌장담도암 환자들이 우리를 찾아오기를 바라지 않는다. 전국에서 찾아오는 환자들을 가능하면 100% 다학제로 연결하자고 생각했던 초창기의 결심은 이제 물리적으로 불가능해졌다.

우리는 우리의 방식이 단 하나뿐인 정답은 아닐지라도, 다학제진료의 특장점을 이해하고 잘 살릴 수 있는 실력자들이 전국 각지의 병원들에 포진해 지역들을 담당하기를 진심으로 바란다. 애초에 다른 지역의 환자가 열차를 타고 먼 거리를 이동해야만 진료를 받을 수 있다는 현실이 잘못 되었다. 한 명의 의대 교수가 1년에

400명, 500명의 암 수술을 한다는 자랑은 의료 체계의 부실함과 지역 발전의 불균형을 반영할 뿐 결코 자랑거리가 아니다. 되려 예리한 이들은 1인이 담당하기에는 물리적으로 불가능한 환자 수에 의심의 눈초리를 보내기도 한다. 백 번 양보해 한 사람이 식사와 수면을 거르며 그 많은 수술과 진료를 혼자서 한다고 치자. 그러는 동안 무수히 쌓인 피로는 진료의 질을 떨어뜨리지는 않을까? 우리나라에서는 매년 3천 명 이상의 의사가 증가하고 있으나, 암을 비롯해 '생명'을 대하는 의사는 계속 줄어드는 기현상이 지속되고 있다. 이 책을 쓰고 있는 지금, 소아과 전공의 지원율이 역사상 최하라는 뉴스가 떠들썩하다. 이러한 사실은 앞으로도 크게 변하지 않을 것 같아 우리를 안타깝게 한다.

우리가 다학제를 통해 얻게 된 수많은 선물 중 하나는 스스로의 존재 의미를 끊임없이 확인하는 것이다. 의사는 환자에 의해, 환자를 위해 존재한다. 비록 극소수일지라도 우리의 제자들인 의과대학 학생들과 전공의들 중 생명을 다루고자 하는 이가 있다면 우리 췌장담도암 다학제 참관을 권하고 있다. 분야가 다르더라도 같은 방향으로, 같은 꿈을 꾸게 되는 후배 의사들이 전국에 가득해지기를 소원한다.

05

간부터 십이지장까지, 신출귀몰 담도암 : 진단과 병기

다양한 담도암, 다양한 진단법

1. 담도암

1) 임상 소견

담도암의 증상은 발생 위치와 침윤 범위에 따라 다르다. 대부분 담도 폐쇄의 증상이나 간담도 검사 수치 이상이 나타난 후에 영상 검사를 진행한다. 황달이 가장 흔한 증상이며, 소양감, 복통, 체중 감소, 발열 등의 증상도 가능하다. 그러나 간내담도암에서는 대부분 증상이 없고, 병이 많이 진행되어 간문부 담도 또는 총담도를 침범한 경우에 위 증상들이 나타난다.

2) 검사실 소견

간 기능 검사 이상이 발견될 수 있는데, 간 수치나 담도 수치가 상승할 수 있다. 암표지자 검사인 CA19-9도 담도암에서 상승할 수 있으나 정상인 경우도 많다. 또한 CA19-9는 담도 폐쇄가 동반되는 양성 질환(담도 결석 등)에서도 상승할 수 있어 감별을 요한다.

3) 영상검사

형태학적 분류에 따라 진단이 중요할 수 있으므로, 아래의 여러 영상검사들을 통해 종합적으로 진단하는 것이 중요하다.

(1) 복부 초음파

간내담도암은 증상이 없는 경우가 많아 복부 초음파에서 간의 종괴로 우연히 발견될 때가 많다. 간외담도암은 간 기능 이상 또는 황달이 동반된 경우 가장 먼저 쉽게 시행할 수 있는 검사지만, 복부 초음파로 간외담도암을 발견하기는 어렵다. 간내담도의 확장 또는 총담도의 확장 소견으로 간외담도암을 의심해볼 수 있다. 반면 담낭암은 복부 초음파에서 잘 보일 수 있어 가장 기본적인 검사인 동시에 정확한 진단에 유용하다.

(2) 내시경 초음파 검사

내시경 초음파는 내시경 끝에 초음파가 달려 있어 위나 십이지장까지 내시경이 진입하여 간 입구, 담낭, 췌장과 같은 장기를 가

∣ 그림 3-37. 담도암의 형태학적 분류 ∣

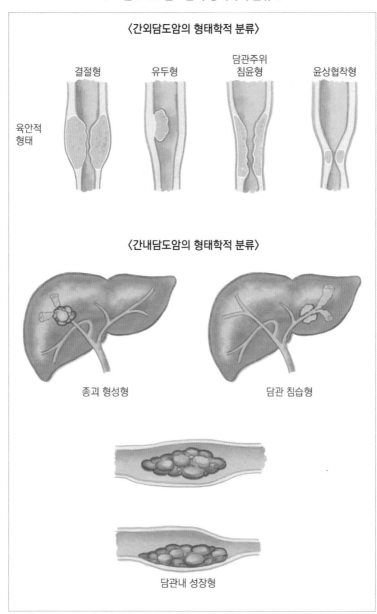

〈간외담도암의 형태학적 분류〉

결절형 유두형 담관주위 침윤형 윤상협착형

육안적 형태

〈간내담도암의 형태학적 분류〉

종괴 형성형 담관 침습형

담관내 성장형

| 그림 3-38. 내시경 초음파 검사 |

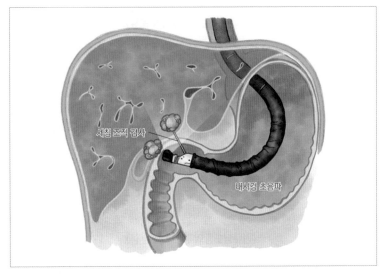

내시경 끝에 달린 초음파로 깊은 곳에 있는 장기를 가까이 관찰하면서 조직검사를 시행할 수 있다.

장 가까운 곳에서 관찰할 수 있다. 또한, 진단적인 검사를 하면서 동시에 조직검사도 할 수 있다는 장점이 있다. 단점으로는 혈관이 많고 구조가 복잡한 간문부는 검사가 까다롭고, 담도 확장이 미미한 경우 진단도 어렵다.

(3) 조영 증강 전산화 단층 촬영(CT)

간내담도암의 1차적인 진단 방법이며, 간암과의 감별에 큰 도움이 된다. 간문부 또는 총담도암에서는 간내담도 확장 및 침윤된 담도벽의 조영 증강 또는 종괴 형성을 진단할 수 있다. 특히 간문부 담도암 또는 총담도암에서 간으로의 전이 유무, 주위 혈관 침윤,

림프절 전이 등 중요한 정보를 제공하기 때문에 수술 고려 시와 항암치료나 방사선치료 중 치료반응 평가에 중요한 역할을 한다. 또한 폐 전이를 평가하기 위해서는 복부 CT와는 조영제와 촬영세팅이 차이가 있는 폐 CT를 따로 촬영해야 한다.

(4) 자기공명영상(MRI)

MRI는 간내 병변을 관찰하는데 CT보다 더 많은 정보를 제공하기 때문에 간내담도암이나 간 전이를 평가함에 있어 매우 중요하다. 또한 간외담도암에서는 얇은 담도암이 두꺼워졌을 때 염증에 의한 것인지 암에 의한 것인지 구분하는데 도움을 줄 수 있다. 주변 장기로의 침범 여부에 대한 정확한 정보를 제공하지만, 배액관이나 스텐트가 삽입되어 있으면 정확한 평가가 어렵기 때문에 되도록 스텐트 삽입 전 시행이 바람직하다.

(5) 양전자방출단층촬영술(PET CT)

병기를 결정함에 있어 흔히 사용되지는 않지만, 원격 전이 유무를 확인하는 데 도움이 된다.

(6) 내시경 역행성 담췌관 조영술(ERCP) 및 이를 통한 조직검사

담도암의 침윤 정도 및 범위를 확인하기보다는 담도 폐쇄 치료와 조직검사를 위해 시행한다. 병변의 범위를 확인하기 위해 조영제를 주입하는데, 이로 인해 시술 후 담도염 발생 위험성이 있다.

| 그림 3-39. 내시경을 이용한 간외 담도암 조직검사 방법 |

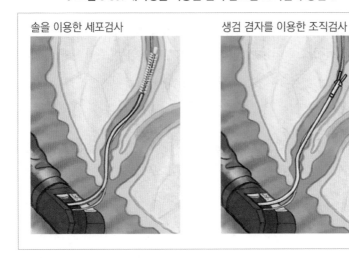

좌: 세포진 검사 모식도, 우: 조직검사 모식도

| 그림 3-40. 일반적인 ERCP를 통한 담도암 진단 방법 |

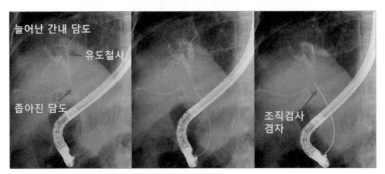

담도 조영 및 유도 철사 삽입 → 세포진 검사 → 조직검사

담도암에 의한 간문부 또는 총담도 협착(좁아지는 것)은 양성 협
착(암이 아닌 염증과 같은 질환에 의한 협착)과 감별하는 것이 무엇보다

중요하다. 따라서 수술 여부와 상관없이 조직검사를 시행한다. 담도 협착이 매우 심해 유도 철사 삽입이 불가능하면 조직검사 역시 불가능하다. 유도 철사가 담도 내로 들어가기만 한다면 세포진 검사를 시행할 수 있다. 반면 조직검사는 조직검사용 겸자를 담도 내로 삽입해서 시행해야 하는데, 간내담도까지는 도달하기 힘들거나 협착을 통과하기 힘들 수도 있어 제한이 따른다. 간내 담도암은 일반적으로 몸 밖에서 행해지는 복부 초음파 유도하 조직검사를 시행한다.

(7) 담도경 검사를 통한 표적 조직검사 및 침윤 범위 확인

최근에는 십이지장까지 도달하는 내시경에서 더욱 가느다란 내시경이 추가로 나와 담도 내로 직접 들어갈 수 있게 되었다. 이는

❚ 그림 3-41. 정밀담도내시경 ❚

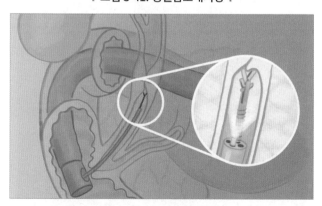

ERCP용 내시경에 삽입 가능한 담도 내시경을 이용하여 담도암에 대해 표적 조직 검사 시행. 담도내시경(ERCP) 안에서 더 작은 내시경이 나와 담도로 진입할 수 있다.

| 그림 3-42. 정밀담도내시경의 확대 모습 |

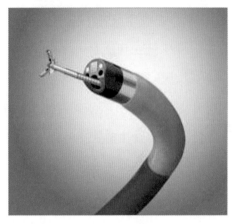

십이지장까지 진입된 내시경에서 3mm 정도의 얇은 정밀담도내시경이 나와 담도로 진입하고, 여기서 다시 조직검사를 위한 겸자가 나온다.

| 그림 3-43. 일반적 ERCP 검사와 정밀담도내시경 검사 |

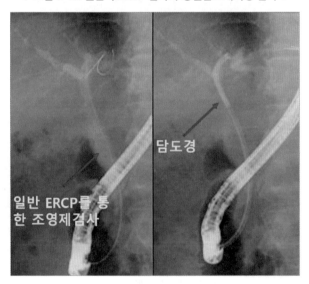

좌: 일반적인 ERCP 검사법, 우: ERCP를 통해 정밀담도내시경을 좌측 간내 담도에 삽입한 모습

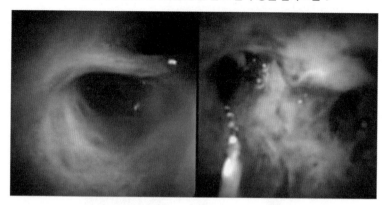

좌: 담도경을 통해 관찰한 정상 좌측 간내담도, 우: 간문부에 담도암이 침윤된 소견

담도암의 감별 진단뿐 아니라 정확한 조직검사를 용이하게 하고, 담도암의 경계 부위를 확인하는 데 도움이 된다.

우리 다학제 팀은 수술을 결정할 때 수술 여부를 판단하기 어려운 경우 정밀담도내시경의 도움을 받고 있다(정밀담도내시경 검사는 국내에서 일부 보험이 적용되고 있다). 다음 사례는 침윤 범위가 매우 넓어 우측 간, 좌측 간을 모두 살리는 것이 힘들었다. 그러나 다행히 항암치료 후 반응이 좋아 좌측 간을 살릴 수 있었고, 그 덕분에 수술이 가능했다.

이런 사례는 담도암 환자들에서 흔히 접하는데, 담도 점막에 퍼져 있는 담도암의 범위는 CT나 MRI로 확인하기 어렵다. 따라서 영상검사로 판단 후 수술을 진행하는 것이 일반적이고, 수술 후 점

∣ 그림 3-45. 진단 시 담도내시경 소견 ∣

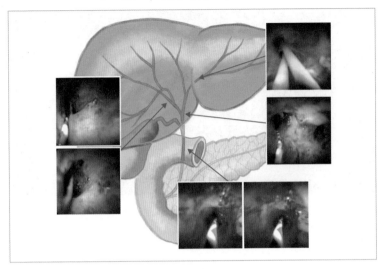

항암치료 전: 담도내시경상 우측담도와 좌측담도 모두에서 암이 관찰됨

∣ 그림 3-46. 항암치료 후 담도내시경 소견 ∣

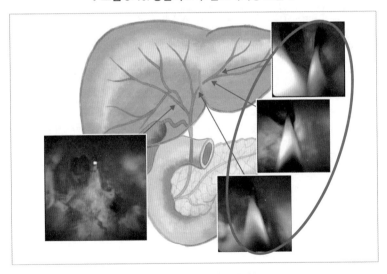

항암치료 후: 담도내시경상 좌측담도의 암이 거의 없어져 관찰되지 않음

막에 얇게 퍼져 있는 암세포가 수술 후 몸속에 남게 될 가능성이 있다. 특히 간문부 담도암은 대부분의 연구에서 수술 후 완전절제되는 경우가 70~80% 정도에 불과한 것으로 보고된다. 이렇게 영상검사로 판단하기 어려운 암의 범위를 정밀담도내시경을 사용해 보다 정확히 평가할 수 있다.

2. 담낭암

1) 임상 소견

담낭암의 임상 증상은 암 자체의 크기, 위치, 동반된 담낭염 또는 담석증, 전이 여부에 따라 다양하다. 특히, 담석증을 동반하고 있다면 담석증의 증상과 비슷하고 특징적인 증상이 없는 경우가 많아 수술 전 진단이 어렵다. 담석증에 의한 급성 담낭염으로 수술한 경우 1~2%에서 담낭암이 진단된다.

진행된 담낭암에서는 우측 상복부에 덩어리가 만져지거나 통증, 오심, 구토 등이 나타나기도 한다. 암이 담도를 침윤하거나 압박하여 담도 막힘에 의한 황달을 동반하기도 하고, 고령의 환자에서는 체중 감소, 식욕 부진이 동반된 우상복부 통증을 호소할 수 있다.

2) 검사실 소견

건강검진에서 시행하는 암표지자 CA19-9 수치가 정상보다 높게 나올 수 있지만, 암 진단을 위한 선별검사로서 큰 도움이 되지는 않는다. 실제로 CA19-9가 높아진 일반 검진자들에서 정밀 검사를 시행했을 때 췌장담도 질환을 동반하는 경우는 1% 미만이다. 담낭암이 진행되어 담도를 침윤하거나 압박한 경우에는 간 기능 검사 이상이 나타나며, 매우 진행된 상태임을 시사할 수 있다.

3) 영상검사

(1) 복부 초음파

복부 초음파는 건강검진에서 간의 병변 및 담도계 병변을 선별 검사하는 가장 기본적인 검사로, 비용-효과 면에서 매우 우수하다. 복부 초음파상 종양의 크기가 클수록, 형태학적으로 담낭 내강으로 돌출될수록 쉽게 담낭암을 의심할 수 있다. 담낭 내의 종괴 자체를 찾거나 인접 장기인 간으로의 침윤 정도를 파악하는 데 우수하지만 림프절 전이나 복강 내 전이 진단은 어렵다.

| 그림 3-47. 담낭암의 복부 초음파 소견 |

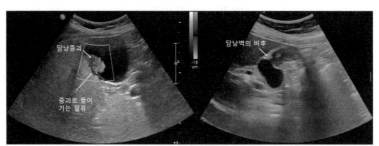

종괴가 명확한 담낭암(좌)과 담낭벽이 두꺼워져 있으나 종괴를 명확하게 알기 힘든 담낭암(우)

(2) 내시경 초음파 검사

내시경 초음파 검사는 인체 밖에서 검사하는 복부 초음파보다 담낭, 담도, 췌장의 가장 가까운 부위에 검사 기구를 위치시켜 장기들을 관찰하는 중요한 검사다. 담낭 검사에서 우수한 정확성을 갖기에 특히 유용하며 중요한 검사 방법으로 자리 잡았다.

I 그림 3-48. 내시경 초음파를 통한 담낭 검사소견 I

좌: 담낭 용종, 우: 담낭암. 일반 복부초음파검사에 비해 해상도가 좋고 병변의 담낭벽 침범정도 평가에 유용하다.

가장 많이 적용되는 질환은 담낭 용종이다. 10mm 이상의 담낭 용종을 선종성 용종 또는 콜레스테롤 용종으로 구분할 수 있는 가장 정확한 검사다. 조기 담낭암의 병기 판정 시 점막층에서 아래쪽으로 침윤되는 정도를 가장 예민하게 진단할 수 있다. 또한 주위 림프절이 커져 있으면 내시경 초음파를 이용한 세침 흡인술을 통해 조직검사를 직접 시행할 수 있어 림프절 전이 진단을 통해 병기 판정을 하는 데에 큰 역할을 한다.

(3) 조영 증강 전산화 단층 촬영(CT)

CT는 앞서 언급했듯 담낭 내 병변에 대해서는 복부 초음파보다 정확도가 떨어진다. 하지만 담도 확장이나 주위 장기 침범 유무, 림프절 전이 여부를 관찰할 수 있다. 또한 초음파가 잘 투영되

| 그림 3-49. 담낭암에 대학 각 검사 소견 |

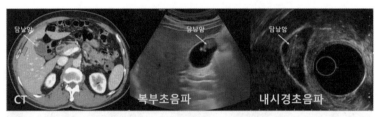

좌측부터 동일 담낭암 환자의 CT, 일반 복부초음파, 내시경초음파 검사소견. CT는 전체적인 구조파악에, 일반초음파는 종괴의 확인에, 내시경초음파는 담낭벽 침윤정도를 파악하는데 강점이 있다.

| 그림 3-50. 초음파 투영이 어려운 도자기화 담낭의 CT 소견 |

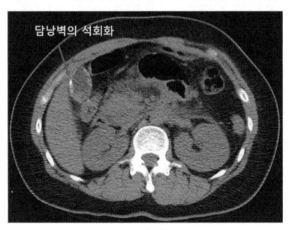

도자기화 담낭, 만성 담낭염에 의해 담낭벽이 석회화된 것

지 않는 만성 담낭염이나 도자기화 담낭 진단에도 도움이 된다. 특히 진행성 담낭암에서 간으로의 침윤 정도, 간전이 유무, 혈관 침윤과 같은 정보를 제공하므로 수술 고려 시 중요한 역할을 한다.

(4) 내시경 역행성 담췌관 조영술(ERCP)

담낭 자체의 병변을 진단하기보다는 담도 침범에 의한 담도 막힘을 호전시키기 위한 스텐트 삽입 시 시행된다.

(5) 자기공명영상(MRI)

CT와 비슷한 수준의 정보를 제공하지만 담도와 혈관 같은 주변 장기로의 침윤과 특히 간 전이에 대해 더 정확한 정보를 얻을 수 있다.

(6) 양전자방출단층촬영술(PET-CT)

담낭암의 병기를 결정하는 데 흔히 사용되지는 않지만, 원격 전이 유무를 확인하는 데 도움이 된다.

4) 조직검사 또는 세포진 검사

근치 목적의 수술을 시행할 시에는 보통 조직검사를 하지 않는다. 그러나 수술이 불가능하고 항암치료를 해야 할 경우 조직검사나 세포진 검사가 필수다. 담낭을 직접 검사하지는 않고 전이가 의심되는 림프절에 대해, 내시경 초음파를 이용한 세포흡입검사 또는 조직검사를 시행하거나 간 전이가 된 곳에 대해 복부초음파를 이용한 표적 조직검사를 시행한다. 담낭은 얇은 막의 소화제가 들어 있는 장기이므로, 조직검사를 위해 바늘로 찌를 시에 천공 위험이 높아 조직검사가 가장 어렵고 위험한 장기다. 따라서, 다른 방법으로 조직검사가 힘든 경우 조직학적 진단을 위해 담낭절제술을 시행하는 경우도 있다.

위치에 따라 병기도 다르다

암의 병기는 국제 표준이라 할 수 있는 미국암연합회(American Joint Committee on Cancer, AJCC)의 병기, 일명 TNM 병기를 따른다. 이 TNM에서의 T는 종양의 크기와 침윤 깊이 그리고 위치에 따른 T병기(T staging)를 말한다. N은 암이 전이된 림프절 수에 따른 N병기(N staging), M은 원발 부위 이외의 전이를 나타내는 M병기(M staging)를 뜻한다. 이 3개의 병기를 조합하여 다시 최종 예후 병기 그룹을 1기에서 4기까지 분류한다.

T병기의 경우, 간내담도암은 암의 크기에 따라 분류되고, 간문부 담도암과 담낭암은 주변 조직으로의 침윤 범위에 따라 나뉜다. 원위부 담도암은 침윤 깊이 정도에 따라 T1기에서 T4기까지 구분된다. N병기는 주변 림프절 전이가 없을 경우 N0로, 림프절 전이

개수에 따라 N1기 또는 N2기로 나눈다. M병기는 주변 장기가 아닌 멀리 위치한 다른 장기에 전이가 있을 때 M1기로 분류한다. 따라서 '임상적 병기'의 경우에는 치료방향 결정을 위해 수술 전에 이루어지는 영상의학적 소견만으로 예측하게 되지만, 진짜 병기라 말할 수 있는 '최종 병기'는 수술을 시행한 검체를 병리학적으로 분석한 뒤에야 확인된다.

특히 간외담도암은 담도의 모든 부위를 조직 슬라이드로 제작하여 철저하게 분석한 뒤에야 병기가 확정된다. 임상적 병기만 가지고 일희일비하는 것은 환자에게나 의사에게나 좋지 못하다. 다음 표들은 담도암 관련 병기들을 표로 정리한 것이다.

| 표 3-4. 간문부담도암 병기 - AJCC 8th |

T병기	
T1	종양이 근육층 또는 섬유조직까지 침범했지만 담관에 국한됨
T2	종양이 담관벽을 넘어 주변 지방조직까지 침범 또는 종양이 인접한 간에 침범
T2a	종양이 담관벽을 넘어 주변 지방조직까지 침범
T2b	종양이 인접한 간에 침범
T3	종양이 문맥의 한쪽 가지 또는 간동맥에 침범
T4	종양이 주문맥 또는 주문맥의 양쪽 가지; 또는 총간동맥; 또는 반대쪽 문맥 또는 간동맥 침범과 동반된 한쪽 2차 담도 침범

M병기	
M0	원격전이가 없는 경우
M1	원격전이가 있는 경우

N병기	
N0	림프절 전이가 없는 경우
N1	간문부, 담낭관, 주담관, 간동맥, 췌장십이지장 뒤쪽, 문맥쪽을 침범한 국소전이 림프절 1~3개
N2	국소전이 림프절 ≥ 4

T	N	M	Stage
T1	N0	M0	I
T2a-b	N0	M0	II
T3	N0	M0	IIIA
T4	N0	M0	IIIB
Any T	N1	M0	IIIC
Any T	N2	M0	IVA
Any T	Any N	M1	IVB

| 표 3-5. 원위부담도암 병기 - AJCC 8th |

T병기	
T1	종양이 5mm 이하의 깊이로 담도벽을 침범한 경우
T2	종양이 5-12mm 깊이로 담도벽을 침범한 경우
T3	종양이 12mm 이상의 깊이로 담도벽을 침범한 경우
T4	종양이 복강축(celiac axis), 상장간막동맥, 총간동맥을 침범한 경우

M병기	
M0	원격전이가 없는 경우
M1	원격전이가 있는 경우

N병기	
N0	림프절 전이가 없는 경우
N1	국소전이 림프절 1~3개
N2	국소전이 림프절 ≥ 4

T	N	M	Stage
T1	N0	M0	I
T1	N1	M0	IIA
T1	N2	M0	IIIA
T2	N0	M0	IIA
T2	N1	M0	IIB
T2	N2	M0	IIIA
T3	N0	M0	IIB
T3	N1	M0	IIB
T3	N2	M0	IIIA
T4	N0	M0	IIIB
T4	N1	M0	IIIB
T4	N2	M0	IIIB
Any	Any N	M1	IV

| 표 3-6. 간내담도암 병기 - AJCC 8th |

T병기	
T1	혈관 침범이 없는 한 개의 종양
T1a	종양의 크기 ≤ 5cm
T1b	종양의 크기 > 5cm
T2	간내 혈관침범이 있는 한 개의 종양 또는 혈관 침범과 관련 없는 다발성 종양
T3	종양이 내장쪽 복막을 뚫고 나온 경우
T4	종양이 인접한 간 바깥쪽 구조를 직접적으로 침범한 경우

M병기	
M0	원격전이가 없는 경우
M1	원격전이가 있는 경우

N병기	
N0	림프절 전이가 없는 경우
N1	국소전이 림프절이 있는 경우

T	N	M	Stage
T1a	N0	M0	IA
T1b	N0	M0	IB
T2	N0	M0	II
T3	N0	M0	IIIA
T4	N0	M0	IIIB
Any T	N1	M0	IIIB
Any T	Any N	M1	IV

ㅣ 표 3-7. 담낭암 병기 - AJCC 8th ㅣ

T병기	
T1	종양이 담낭의 점막이나 근육층에 국한된 경우
T2	종양이 담낭의 근육주위 결체 조직까지 침범한 경우 - 간쪽: 간 침범이 없는 경우 - 복막쪽: 내장쪽 복막침범이 없는 경우
T3	종양이 내장쪽 복막까지 침범했거나 간쪽으로 직접적으로 침범한 경우 또는 위, 십이지장, 대장, 췌장, 대망, 간외 담도 등 인접한 한 기관에 침범한 경우
T4	종양이 주문맥 또는 간동맥 침범 또는 2개 이상의 간외 장기나 조직을 침범한 경우

M병기	
M0	원격전이가 없는 경우
M1	원격전이가 있는 경우

N병기	
N0	림프절 전이가 없는 경우
N1	국소전이 림프절 1~3개
N2	국소전이 림프절 ≥ 4

T	N	M	Stage
T1	N0	M0	I
T2a	N0	M0	IIA
T2b	N0	M0	IIB
T3	N0	M0	IIIA
T1-3	N1	M0	IIIB
T4	N0-1	M0	IVA
Any T	N2	M0	IVB
Any T	Any N	M1	IVB

06

담도암의
전통적 치료 전략

다 같은 담도암이 아니다: 지피지기

육아나 교육을 떠올려볼 때, 약간의 칭찬만 해줘도 잘하는 아이가 있는가 하면, 적당한 자극을 줬을 때 잘하는 아이가 있고, 절대적인 도움이 필요한 아이도 있다. 병도 마찬가지다. 병을 치료함에 있어 일률적인 치료는 없다. 어떤 병이든 그 병에 대해 더 정확하게 알고, 사례별로 세심하게 파악한 다음 덤벼야만 이길 확률도 높아진다. 담도암은 그 형태나 상태, 특징이 세부적으로 나뉘는 암종이다. 치료 전략 역시 세부적으로 나뉜다.

'담도암에 대한 완치적 치료는 수술뿐이다'는 문구는 수십 년 전부터 최근까지 대부분의 담도암 논문에 인용되고 있다. 수술 외에는 효과적인 치료법이 마땅치 않다는 말이기도 하다. 담도암치료가 기본적으로 '수술 가능 여부에 대한 판단'에서 시작되는 이유가 여기에 있다.

| 그림 3-51. 담도암의 전통적인 치료 전략 |

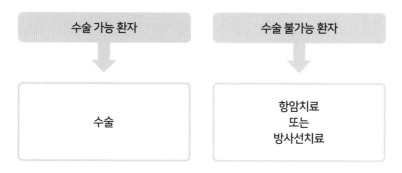

담도암의 전통적인 치료에서는 수술이 가능하면 수술을, 수술이 불가능하면 항암치료나 방사선치료 등을 고려한다. 항암치료에 잘 반응하지 않는 대표적 고형암인 담도암은 치료법이 수십 년 동안 수술 발전에만 의존해왔다고 해도 과언이 아니다.

특히 1900년대 말부터 2000년대 초는 간 절제술과 췌장수술의 급속한 발전이 이루어졌던 시기다. 담도암 역시 이 시기에 형태학적 분류와 그에 따른 성질을 이해하고자 하는 연구들이 상당 부분 이루어졌다. 수술이 주된 치료인 시대에서는 담도암의 성질을 잘 이해해야만 수술의 적응증과 범위 및 방법에 대한 전략을 잘 세울 수 있었기 때문이다.

먼저 어떻게 생겼나 봐야 한다

지피지기의 첫 단계는 해부학적 구조를 확실히 아는 것이다. 특히 담도암은 해부학적 분류에 따라 수술 방법과 난이도가 크게 달라진다. 담도의 구조는 간의 구조와도 밀접한 연관이 있는데, 간은 총 8개의 구역으로 구성된다. 앞서 살펴보았듯 담도암은 크게 간내담도암과 간외담도암으로 나뉜다. 그리고 간외담도암은 다시 간문부담도암과 원위부 담도암, 담낭암으로 분류된다.

담도는 간내담도와 간외담도로 나뉘고, 간외담도는 다시 간문부담도와 원위부 담도로 나뉜다. 간 우엽과 좌엽에서 각각 하나로 합쳐진 우 간담도와 좌 간담도는 간내에 있지만, 여기서부터 간외담도가 시작된다. 간내담도는 두 번째 분지(그림 3-53의 빨간색)부터 큰 담도(large bile duct)와 작은 담도(small bile duct)로 다시 나뉘는데, 어디에서 담도암이 발생하느냐에 따라 '작은 담도' 타입과 '큰 담도' 타입으로 구분할 수 있다.

언뜻 보면 담도의 크기만 달라 보이지만. 위치에 따라 담도암의 기원세포, 발병 원인, 관련 유전자 변이와 예후도 다르다. 작은 담

❙ 그림 3-52. 간의 해부학적 구역 ❙

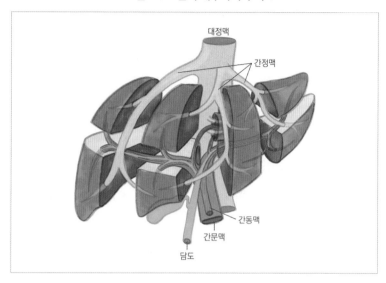

❙ 그림 3-53 . 간내담도암과 간외담도암 ❙

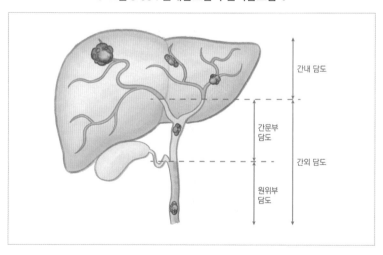

간내담도암은 작은 담도 타입과 큰 담도 타입이 있다.

도 타입의 간내담도암은 주로 B형 간염, C형 간염, 알코올성 간염, 지방간에 의한 간염 등 만성 간질환과 관련이 있다. 반면 큰 담도 타입의 간내담도암은 간내 담석증이나 간흡충증과 같은 담도질환과 관련이 많으며, 작은 담도 타입에 비해 예후가 훨씬 나쁘다.

간내담도암의 성장 패턴은 어떤 담도 가지에서 발생하느냐에 따라 다르게 나타난다. 작은 담도에서 발생하는 담도암은 대부분 '종괴형(mass forming)'으로 나타나는데, 이는 간내담도암의 가장 일

| 그림 3-54. 간내담도암의 형태학적 분류 |

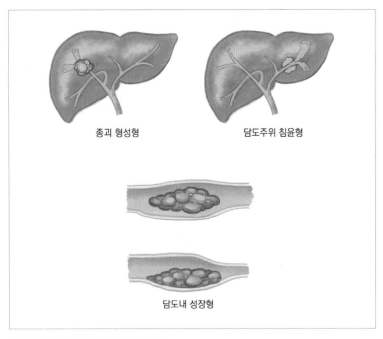

종괴 형성형, 담도주위 침윤형, 담도내 성장형

반적인 성장 패턴이다. 간내담도암의 65%가 이런 형태를 띠며, 예후도 비교적 좋은 편에 속한다. 수술적 치료가 가능한 경우가 많기 때문에 수술이 우선으로 고려되는 형태다.

'담도주위 침윤형'과 '담도내 성장형'은 큰 간내담도에서 담도질환과 함께 발생하는 경우가 많다. 담도주위 침윤형은 주변조직으로 침투성 성장을 한다. 큰 담도 주변으로는 암세포가 멀리 이동할 수 있는 통로인 혈관과 신경 그리고 림프관 등이 풍부하기에 자연스럽게 예후가 가장 나쁠 수밖에 없다. 간내담도암 중에서도 치료방법을 결정할 때 담도주위 침윤형에 가장 주의를 요하며, 수술이 가능해 보이더라도 예후가 불량하기 때문에 치료 전략을 더욱 세밀하게 세워야 한다.

'담도내 성장형'은 약 4% 정도를 차지하는 것으로 보고되는데, 이 유형은 좁쌀 모양 또는 유두 모양으로 성장한다는 특징이 있다. 주변을 침윤하기보다는 담도 내에서 위아래로 성장하는 경우가 많아 다른 형태에 비해 예후가 좋다. 하지만 작은 종양이 담도를 따라 길게 성장해나갈 수 있고, 크기가 작아 영상검사로 범위를 알기 힘들 때가 많다. 이런 형태는 소화기내과의 정밀담도내시경과 같은 검사를 비롯해 전문가들이 암의 범위와 수술 가능 여부에 대한 의견 수렴 과정이 중요하다.

| 그림 3-55. 간외담도암의 형태학적 분류 |

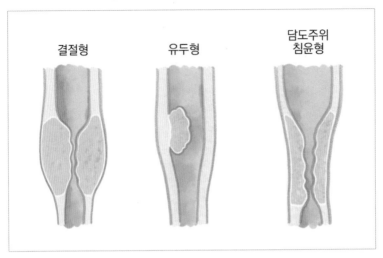

간외담도암은 간내담도암에서와 같이 담도 주변을 둘러싼 간 조직이 없어 바깥에 노출되어 있다. 때문에 담도 내에서 발생하고, 성장하는 패턴에 따라 '결절형', '담도내 유두상 종양', '담도주위 침윤형'의 세 가지 형태로 분류된다.

먼저 '결절형'은 담도 점막에서 시작된 작은 결절이 종괴를 형성하면서 자라게 된다. 이 '결절형'은 비교적 초기에 담도를 막아 진단되기 때문에 예후가 좋은 편에 속하며, 수술적 치료에 가장 적합한 타입이다. 두 번째인 '담도내 유두상 종양'은 담도 벽을 뚫고 자라는 것보다 담도 점막을 따라 위아래로 이동하는 경향이 있어 예후가 좋은 편이다. 하지만 영상검사를 통해 보이는 것보다 범위가 넓은 경우가 많으므로, 범위에 대한 정확한 검사가 필수다. 세 번째 '담도주위 침윤형'은 간내담도암과 달리 간외담도암에서 가장 흔하면서 동시에 예후가 가장 나쁜 형태이다.

07

담도암치료
- 수술

간내담도암수술

간내담도암의 수술은 간암(간세포암)과 마찬가지로 간절제술을 기본으로 한다. 하지만 간암과는 달리 림프절 전이를 잘 하는 성질이 있어 간 주위의 림프절을 함께 제거해야 한다. 간내담도암에 대한 간절제술 방법은 담도암이 간의 어느 구역에서 발생했는지를 비롯해 간의 상태와 주요 구조물의 침범 여부에 따라 천차만별이다. 간 구역 일부만 절제하는 수술이 될 수도 있지만, 간 우엽이나 좌엽을 모두 절제하거나 중앙을 절제해야 하는 등의 큰 수술이 될 수도 있다.

간수술은 복강경수술이 일반화되어 있기에 간내담도암 역시 대부분 복강경 수술로 진행할 수 있다. 하지만 종괴의 위치나 주변 장기로의 침범 여부에 따라 총담도를 동시에 절제하고 담도와 소장을 연결해줘야 하는 경우도 있다. 또한, 주요 혈관 침범이 있어 수술이 복잡해지는 경우도 있어 환자에 따라 수술법이 달라질 수 있다.

간문부 담도암 수술

간문부 담도암은 담도암 중에서도 수술 난이도가 높고 수술 후 합병증도 많다. 간문부(간입구)는 담도뿐만 아니라, 간에 산소를 공급하는 간동맥과 영양분을 공급하는 간문맥이라는 혈관들이 모였다가 각각 간 내의 여러 갈래로 분지되는 부위이다. 또한 신경조직과 림프관 등의 구조물들이 복잡하게 엉켜 있기에 이 분야를 전공한 외과의사가 아니면 알기 어려울만큼 해부학적 구조가 난해하다. 심지어 환자마다 구조가 다르고, 담도암의 범위도 달라 모든 수술이 제각각의 차이가 있다. 하지만 의학은 과학의 한 분야로, 여러 현상을 일반화하고 표준화해야 한다. 그래야만 의료진 간의 의사소통이 원활하게 이루어질 수 있고, 여러 환자에게 적용할 수 있다. 복잡한 간문부 담도암에서도 암의 범위를 표현하는 유명한 분류표가 있다.

| 그림 3-56. 간문부 담도암의 비스무스 분류표(Bismuth Classification) |

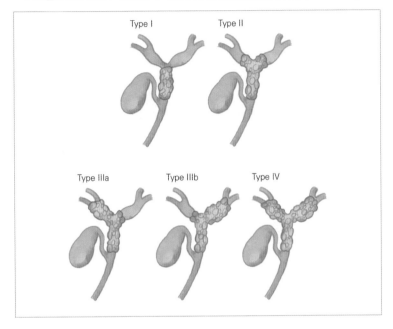

'비스무스 분류(Bismuth classification)'는 간문부 담도를 침범하고 있는 정도에 따라 각각 1형, 2형, 3-A형, 3-B형, 4형으로 나눈다. 이러한 표준화는 외과의사들에게 대략적인 수술 가능 여부와 수술 범위 판단을 할 수 있게 해준다.

비스무스 분류표에 따르면 1형은 암이 총담도에만 있고, 좌우로 갈라지는 부위를 침범하지 않은 경우다. 4형으로 갈수록 간내담도의 깊은 분지까지 침범하는 등 점차 범위가 넓어진다. 당연히 4형으로 갈수록 수술로 완벽히 제거할 수 있는 가능성은 낮아진다. 여기서 해당 분류를 병기와 혼동하지 않아야 한다. 간문부 담도암의 형태가 4형이라는 말과 담도암이 4기라는 말은 완전히 다른 의미다. 1형이어도 암이 담도 바깥으로 많이 퍼져 나가거나 다른 장기의 전이가 있으면 병기가 3기 또는 4기가 될 수 있다. 반대로 4형이라도 담도를 침범하지 않고 담도 점막에만 암이 있으면 병기로는 1기일 수 있다.

참고로 비스무스 분류표 외에도 간문부 담도암의 분류에 병기까지 포함시킨 다른 분류법들이 제안되기도 했었다. 그러나 너무 복잡하고 일반화시키기 어려운 탓에 현재는 비스무스 분류표가 가장 널리 사용되고 있다.

정리하자면 간문부 담도암에서 형태에 의한 1~4형(Type 1~4) 분류법은 암의 대략적인 위치와 방향을 나타내는 것이다. 실제 수술 가능 여부는 이 분류표보다 주변 혈관 침범, 전이, 간내담도로 퍼진 정도 등에 따라 결정된다. 다만 4형으로 분류된 간문부 담도암은 간 안쪽 깊이 위치한 양쪽 담도의 두 번째 깊은 분지까지 암이 있어 수술로 완전 절제가 힘든 경우가 많다. 그런데 4형 중 담도가 아주 짧은 거리에서 분지되어 암이 간 안쪽으로 얕게 들어갔다면 수술이 가능할 수도 있다. 환자마다, 암의 위치마다 다양함을 보이는 간문부 담도암의 치료는 면밀한 해부학적 평가가 우선시된다.

▮ 그림 3-57. 간문부 담도암 수술 예 ▮

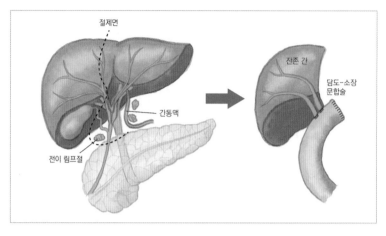

간문부 담도암의 수술에는 몇 가지 원칙과 특징이 있다. 첫째, 총담도를 절제해야 한다. 암이 좌우 간내담도가 합쳐져 총담도로 만나는 부위에 있기 때문이다. 이때 담즙이 내려가야 하는 통로가 차단되는 것이므로 소장을 끌어와서 남아 있는 담도와 연결해야 한다. 매우 가늘고 얇은 여러 개의 담도를 소장과 연결해야 하므로 기술적으로도 어려우며, 수술 후 담즙이 수술로 연결된 부위에서 새는 등 합병증이 발생하기 쉽다. 둘째, 간문부 담도암에서는 간절제를 동반해야 한다. 간 입구에서 아래쪽에 암이 있다면 간절제를 피할 수 있다. 그러나 대부분은 간내담도를 침범하므로 간 안쪽에 있는 담도를 노출해서 완벽히 절제하기 위해 간을 함께 잘라내야 한다. 셋째, 간 바깥에서는 떨어져 있는 혈관들과 담도가 간입구에서는 서로 만나 얇은 막에 싸여 묶음이 되어 간 안으로 들어간다.

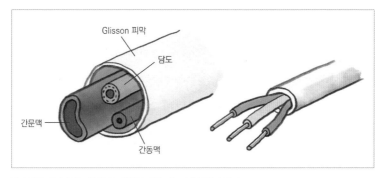

| 그림 3-58. 간문부에서 담도와 혈관은 얇은 막에 싸여 간내로 들어간다 |

얇은 막에 싸여 간내로 들어가는 혈관들과 담도는 마치 전선과 같다.

그림 3-58처럼 검은 전선 피복 안에 색깔 별로 전선이 들어있는 형태가 되는 것이다.

담도암은 담도 벽을 조금만 뚫고 나와도 혈관들을 침범하기 쉬워 수술을 못 하게 되거나, 혈관을 잘라내고 재건해야 할 때도 있다. 또한 암이 있는 담도만 절제하고 간을 위한 혈관들은 살려야 하므로 구조물을 둘러싸고 있는 얇은 막을 정교하게 박리해야 하는데, 이를 위해 정교한 기술과 고도의 집중력이 필요하다.

간문부 담도암수술에서는 일반적인 간내담도암이나 간암수술 시의 간절제와 달리 간의 가장 깊숙한 부분에 위치한 '미상엽'을 절제해야 한다. 이 부분을 담당하는 담도들 대부분은 간문부 담도 암에 의해 침범당하기 쉬운 위치에 있기 때문이다. 미상엽은 이름 만 들어도 우리 몸에서 가장 큰 정맥임을 알 수 있는 대정맥 위에 얹혀 있어 절제가 매우 조심스럽다. 이밖에도 높은 난이도를 자랑하는 간문부 담도암수술의 기술적 어려움은 어마어마하다. 마치 영화에서처럼 폭발 시간이 정해진 다이너마이트 앞에서 어느 전선을 잘라야 할지 고민하는 심정에 비견할 수 있겠다. 이와 같은 여러 이유로 인해 외과 영역에서 널리 활용되고 있는 복강경이나 로봇수술이 아직 간문부 담도암에서는 일반적인 술식으로 받아들여지지 못하고 있다.

원위부 담도암수술

원위부 담도암은 담낭이 담도로 합쳐지는 부위보다 아래쪽에 위치하는 담도암이다. 췌장의 머리 부분과 접해 있어 췌장두부암과 마찬가지로 췌장두부십이지장절제술을 해야 한다(췌장암 파트 참조). 다만 췌장암에 비해 주변 조직 침범이 적고, 췌장염을 동반하는 췌장암과 달리 췌장이 정상인 경우가 많아 수술이 상대적으로 쉽고, 복강경이나 로봇 수술의 좋은 적응증이 되기도 한다. 물론 '상대적으로' 쉽다는 뜻이지 수술 자체는 외과수술 중 최고난도다.

십이지장 팽대부 암도 원위부 담도암과 마찬가지다. 간혹 담도암이나 십이지장 팽대부 암과 관련하여 "췌장에 문제가 없으니 담도나 팽대부만 절제하면 안 되나요?" 하고 질문하는 분들이 있다. 기술적으로는 가능하다. 주변으로의 침범을 동반하지 않는, 얌전

┃ 그림 3-59. 광범위 담도암의 수술범위 예시 ┃

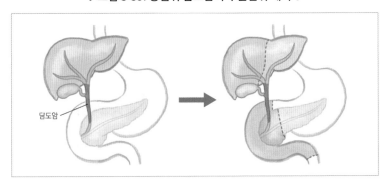

담도암

광범위 담도암에 대해 간절제술과 췌두부십이지장절제술을 동시에 시행해야 한다: 회색이 절제할 부위

하거나 경계가 분명한 종양이라면 그런 수술이 적합할 수 있다. 하지만 암이라는 병은 인근 장기로 퍼지고 침범해 들어가는 성격이 있어 주변의 신경이나 림프관, 림프절을 타고 전이하기도 한다. 그렇기 때문에 암이 있는 부위뿐만 아니라 근처의 정상 조직과 장기도 안전 거리 유지를 위해 함께 제거해야 한다. 아쉽게도 수술 중 육안으로 암세포를 확인할 수 있는 방법은 없기 때문에 췌장 일부를 함께 잘라내는 것이 안전하다.

담도암은 간혹 종횡으로 길게 뻗어 자라기도 한다. 간 입구(간문부)부터 췌장머리 부분에 들어 있는 원위부 담도까지 침범하게 되면(미만성 침윤) 수술 범위가 아주 넓어진다. 간문부암수술인 간절제술과 원위부 담도암수술인 췌장두부십이지장절제술, 이 두 가지 각각의 수술도 제법 난이도가 높은데, 이들을 동시에 해야 한다니. 더군다나 두 수술을 동시에 할 경우 기술적으로도 어렵고, 수술 후 합병증 발생률은 무려 80%에 이른다.

우리 팀은 2018년부터 이런 최고난도의 수술도 복강경과 로봇으로 성공하여 세계 최초로 보고한바 있다. 그만큼 우리나라의 췌장암, 담도암수술 실력은 세계 최고 위치를 차지하고 있고, 우리 팀 역시 조금이나마 국위 선양에 기여했다고 자신 있게 이야기할 수 있다. 하지만 이러한 수술에 대한 자부심과는 별개로, 큰 수술로 인한 긴 회복 기간과 높은 합병률은 후속치료에 차질을 빚게 만들 위험이 있다. 가능하다면 수술 전에 암을 줄여 수술 범위를 줄이는 전략이 가장 좋을 것으로 본다.

08

담도암치료
– 항암치료

많은 고형암과 마찬가지로 담도암의 항암치료 역시 목적에 따라 크게 둘로 나눌 수 있다. 수술 후 재발 방지와 완치를 목적으로 시행하는 '보조항암치료(Adjuvant chemotherapy)'와 수술이 불가능한 환자들에게 시행하는 '완화항암치료(Palliative chemotherapy)'다. 이를 설명하기에 앞서 '췌장암 치료–항암치료(하)'에서 언급했던 내용을 다시 정리해본다.

보조항암치료의 목적은 수술을 통해 눈에 보이는 암을 모두 제거했더라도 혹시 남아 있을지도 모르는 미세전이 암을 제거하여 완치율을 높이는 것이다. 보통 6개월 정도의 특정 기간을 정해두

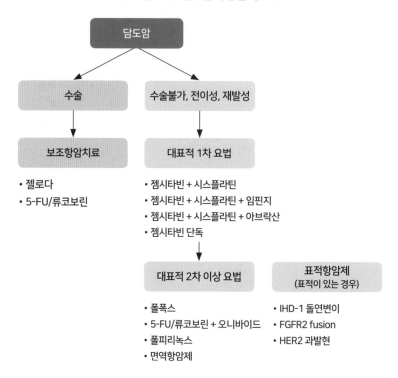

┃ 그림 3-60. 담도암의 항암치료 ┃

담도암

수술

수술불가, 전이성, 재발성

보조항암치료

- 젤로다
- 5-FU/류코보린

대표적 1차 요법

- 젬시타빈 + 시스플라틴
- 젬시타빈 + 시스플라틴 + 임핀지
- 젬시타빈 + 시스플라틴 + 아브락산
- 젬시타빈 단독

대표적 2차 이상 요법

- 폴폭스
- 5-FU/류코보린 + 오니바이드
- 폴피리녹스
- 면역항암제

표적항암제
(표적이 있는 경우)

- IHD-1 돌연변이
- FGFR2 fusion
- HER2 과발현

고 항암치료를 진행한다. 반면 완화항암치료의 목적은 수술이 불가능한 '국소 진행성', '전이성', '재발성' 담도암 환자에게 생존 기간을 늘리고 암의 악화에 따른 불편감과 합병증을 줄이는 것이다. 그래서 완화항암치료는 보통 목표 기간을 정하지 않고 치료를 시작한다.

담도암수술 후 보조항암치료

1. 카페시타빈(Capecitabine, 젤로다)

담도암에서 지금까지 3상 연구를 통해 효과가 입증된 유일한 항암치료는 수술 후 카페시타빈(Capecitabine) 6개월 치료다. 카페시타빈은 경구로 복용하는 5-플루오로우라실(5-FU) 계열의 항암제로, 상품명인 '젤로다'로 잘 알려져 있다. 카페시타빈은 대부분 수술 후 12주(3개월) 이내에 보조항암치료를 시작하도록 권하고 있다. '하루 2회, 2주 복용, 1주 휴약'이라는 일정으로 총 8주기(6개월)를 계획한다. 대표적인 부작용으로 피로감, 손과 발의 껍질이 벗겨지는 수족증후군, 설사, 구역, 구토 등이 있어 일부 환자들은 수족증후군이나 설사로 인해 항암제의 용량을 줄이거나 중단하기도 한다. 현재 사전신청요법을 통해 비급여로 처방되고 있다.

2. 5-FU/류코보린(Leucovorin)

5-FU/류코보린 요법은 카페시타빈의 효과가 입증되기 전부터 전통적으로 사용되어 왔던 항암치료법이다. 카페시타빈과는 달리 주사제로 맞아야 하며, 건강보험 급여를 적용받을 수 있다는 장점이 있다. 항암 일정과 관련된 3상 연구가 없어 병원마다 조금씩 차이는 있는데, 대부분 비슷한 용량으로 6개월간 치료받게 된다.

현재 수술을 받은 담도암 환자의 보조항암치료제는 5-FU 기반의 두 가지 치료(카페시타빈 또는 5-FU/류코보린)가 사용되고 있다. 그러나 효능이 만족스러운 수준은 아니어서 우리나라를 포함한 여러 연구팀에서는 다양한 임상시험을 통해 개선의 노력을 기울이고 있다.

진행성/전이성 담도암의 항암치료

1. 1차 치료제

진행성/전이성 담도암을 진단받고 처음으로 쓸 수 있는 1차 항암제는 세포독성 항암제들의 조합 또는 세포독성 항암제와 면역 항암제 조합이 가능하다.

1) 젬시타빈 + 시스플라틴

주사 항암제인 젬시타빈과 시스플라틴의 조합은 3상 임상시험을 통해 젬시타빈 단독 치료보다 더 좋은 효과를 입증함으로써 2010년 이후부터 현재까지 보편적으로 사용되고 있다. 항암 스케줄은 1주차와 2주차에 각각 두 가지 주사를 맞은 뒤, 3주째에 쉬는 일정으로 진행된다.

주요 부작용으로는 빈혈, 약간의 탈모, 장기간 투여 시 신독성, 신경독성이 있다. 이전에는 시스플라틴으로 인해 구역이나 구토가 흔했지만 최근에는 항구토제가 발전하여 발생율이 많이 줄었다. 고령이나 전신 상태가 좋지 않은 환자에서는 시스플라틴을 제외하고 젬시타빈을 단독으로 투여하기도 한다.

2) 젬시타빈 + 시스플라틴 + 더발루맙(임핀지)

기존 표준치료였던 젬시타빈+시스플라틴에 면역항암제인 더발루맙을 추가한 치료법이다. 2022년 발표된 3상 임상시험(TOPAZ-1)을 통해 기존의 젬시타빈+시스플라틴보다 향상된 치료 성적을 입증했다. 더발루맙은 부작용이 적은 면역항암제이기 때문에 약제가 셋으로 늘어남에도 불구하고 부작용이 크게 늘지 않는다는 장점이 있다. 특히 이 조합의 특징은 면역항암제를 통한 장기 생존율 향상(2년 생존율; 24.9% vs. 10.4%)으로, 2023년 담도암의 새로운 표준치료 요법으로 승인되었다.

3) 젬시타빈 + 시스플라틴 + 알부민 결합 파클리탁셀(아브락산)

환자들이 앞 글자를 따서 '젬시아'라고 부르는 항암요법이다. 미국에서 진행한 2상 임상시험에서 좋은 결과를 보여주었다. 담도암에 적용할 수 있는 항암제 옵션이 적기 때문에 3상 임상연구(S1815) 결과가 나오지 않은 상황에서 사전신청이라는 제도를 통해 투여할 수 있었다. 그러나 2023년 발표된 3상 임상연구에서는 실망스럽게도 젬시아 3제 요법이 젬시타빈+시스플라틴 2제 요법과 비교해 전체 환자의 생존기간의 연장을 입증하는데 실패했다. 또한 기

| 표 3-8. S1815 연구 결과 |

		젬시타빈 + 시스플라틴 + 아브락산	젬시타빈 + 시스플라틴	P value
평균 생존기간		14개월	12.7개월	P=0.65
평균 무진행생존기간		8.2개월	6.4개월	P=0.43
치료 반응률		31%	22%	P=0.11
하위 분석	국소진행성 담도암 평균 생존기간	19.2개월 N=77	13.7개월 N=41	P=0.09 HR 0.67, 95% CI 0.42-4.06
	담낭암 평균 생존기간	17.0개월 N=46	9.3개월 N=24	P=0.33 HR 0.74, 95% CI 0.41-1.35

존의 젬시타빈+시스플라틴 치료에 아브락산이 추가되면서, 전반적인 혈액학적 부작용(호중구 감소증, 빈혈, 혈소판 감소증)의 발생 빈도가 상승하고 탈모나 신경독성(손발저림)의 부작용이 증가하는 소견을 보였다. 하지만 암의 크기를 줄이는 데 효과(치료 반응률)가 크고, 담낭암 및 국소 진행성 담도암에서 비교적 좋은 성적을 보였다. 이를 바탕으로 암이 줄어들 경우 완치를 위한 수술의 기회를 가져볼 수 있는 담낭암 및 국소 진행성 담도암 환자들에서 선택적으로 적용하는 것을 고려할 수 있다.

지금까지 검증된 담도암 1차 치료제들의 효과를 비교하면 다음과 같다. 다만, 위 표는 과거 데이터(historical data)만을 비교한 것이라 약제들 간의 객관적인 비교는 어렵다. 그러나 여러 약제들의 특징을 이해하는 데 참고할 수 있다.

| 표 3-9. 담도암 1차 항암치료 연구 결과 비교 |

연구		ABC-02	TOPAZ-1	S1815
치료제		젬시타빈/시스플라틴 vs 젬시타빈	젬시타빈/시스플라틴/ 임핀지 vs 젬시타빈/시스플라틴	젬시타빈/시스플라틴/ 아브락산 vs 젬시타빈/시스플라틴
치료 결과	평균 생존기간 (개월)	8.1 → 11.7 P < 0.001	11.5 → 12.8 P = 0.021	12.7 → 14.0 P = 0.65
	평균 무진행생존기간 (개월)	5.0 → 8.0 P < 0.001	5.7 → 7.2 P = 0.001	6.4 → 8.2 P = 0.43
	치료 반응률	15.5% → 26.1%	18.7% → 26.7%	22% → 31%

2. 후속치료제

1차 항암치료 후 내성이 생겨 암이 진행하거나(크기가 커지거나 새로운 병변이 생겼을 때), 1차 항암치료의 부작용이 너무 심해 중단하였을 경우 후속항암치료로 넘어가게 된다.

1) FOLFOX(폴폭스: 5-FU + 류코보린 + 옥살리플라틴)

3상 임상시험에서 성과를 보여주어 표준치료로 자리 잡은 조합이다. 현재 담도암의 후속 항암치료 중 가장 높은 근거 수준(Level of evidence)을 가진 약제로, 현재 사전신청 요법을 통해 투여할 수 있다. 모두 주사제로 투여 시간이 48시간 이상 소요된다. 첫날 '옥살리플라틴', '5-FU', '류코보린'을 맞고, 추가로 5-FU를 연속적으로 투여한다. 인퓨저를 사용할 경우 가정에서도 항암제를 맞을 수 있다는 장점이 있다. 주요 부작용은 무기력증과 호중구 감소증이 있으며, 장기간 사용 시에는 신경독성(손발저림, 통증, 감각이상)이 생길 수 있다. 하지만 모든 항암제를 통틀어 아주 힘든 요법은 아니어서 일부를 제외하면 많은 환자들이 잘 견디는 편이다. 고령의 환자들에게도 경우에 따라 용량을 줄여 투여할 수 있다.

2) 5-FU + 류코보린 + 리포좀 이리노테칸(Liposomal irinotecan, 오니바이드)

국내에서 진행된 2상 임상연구를 통해 5-FU + 류코보린에 비해 향상된 치료 성적을 입증한 항암제 조합이다. 중앙 무진행 생존 기간을 1.4개월에서 7.1개월로 연장시켰으며, 현재 사전신청 요법을 통해 비급여로 투여할 수 있다. FOLFOX와 마찬가지로 모두 주사제로, 투여 시간이 48시간 이상 소요되며, 첫날 '오니바이드', '류코보린'을 맞은 뒤 '5-FU' 약제를 연속적으로 투여한다. 인퓨저를 사용하면 입원 없이 가정에서도 투약이 가능하다. 주요 부작용으로는 호중구 감소증, 쇠약감, 변비, 설사, 구역, 구토 등이 있다. 하지만 오니바이드 병용요법은 최근 유럽 환자들을 대상으로 진행했던 2상 연구 결과에서는 생존기간을 향상시키지 못하는 것으로 확인되어 향후 추가 결과 확인이 필요하다.

3) FOLFIRINOX(폴피리녹스: 5-FU + LV + irinotecan + oxaliplatin)

앞에 소개한 FOLFOX 요법에 이리노테칸(Irinotecan)이 추가되었다. 역시 48시간 이상이 소요되며 모든 약제는 주사제로, 췌장암치료에 주로 사용된다. FOLFOX 요법처럼 무기력증, 호중구 감소증, 신경독성이 발생할 수 있으며, FOLFOX 요법에 비해 설사, 탈모,

빈혈, 호중구 감소증이 더 발생할 수 있다. 전반적으로 FOLFOX보다 좀더 힘든 요법으로, 용량을 변형한 요법(modified FOLFIRINOX)으로 투여되는 경우가 있다.

4) 5-FU + LV(5-FU + 류코보린)

오래 전부터 담도암에서 많이 사용되던 항암제로, FOLFOX나 FOLFIRINOX 요법을 사용하기 어려운 환자들(고령, 전신 상태가 좋지 않은 경우)을 대상으로 고려된다. 다른 요법에 비하면 효과가 떨어지지만 부작용 역시 그만큼 적다.

5) 젤로다 + 시스플라틴

이전에는 많이 사용되었지만 FOLFOX 요법이 등장한 이후 설사, 수족증후군 등의 독성이 심해 우선적으로 고려되지는 않는다. 일정은 젤로다를 하루 2번씩 2주간 복용한 후 1주 휴약하며, 주사제인 시스플라틴은 3주마다 투여한다. 사전신청을 통해 사용할 수 있다.

3. 표적항암제

최근 담도암에서도 차세대 염기분석법(Next Generation Sequencing, NGS) 검사의 도입으로 새로운 유전자 변이들이 발견되고 있다. 그 결과 이들 표적에 대한 다양한 임상연구들 역시 진행되고 있다.

다양한 유전자 이상들 중 담도암과 관련된 중요한 유전자 변이

| 그림 3-61. 담도암 관련 유전자 변이 |

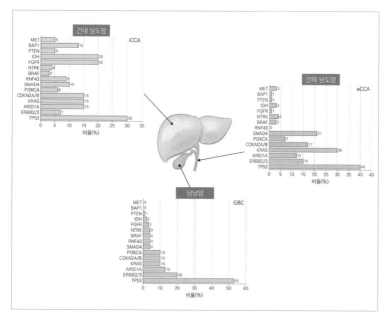

들을 정리하면 다음과 같다.

① 간내담도암: FGFR 1-3 fusion, amplification, and mutations

(11~45%), IDH 1 or 2 mutation (23~28%), BAP1 mutation (13%)

② 간외담도암: HER-2 amplification (11~17%)

③ 담낭암: HER-2 amplification (10~20%)

하지만 담도암에서 NGS 기반의 표적치료들은 현재까지는 주
로 임상연구 영역에서 시도되거나 치료 조건을 만족하는 소수의

환자에게만 적용 가능하다. 국내에서 아직 시판되는 약제가 없어서 임상연구에 참여하는 방법을 고려해볼 수 있다.

1) IDH-1 저해제(Ivosidenib)

이전 치료에 실패한 진행성 담도암 환자 중 IDH-1 돌연변이가 있는 환자를 대상으로 한 3상 임상연구에서 IDH-1 저해제인 'Ivosidenib'은 위약에 비해 좋은 치료 효과를 보였다. 이에 미국 FDA에서는 'Ivosidenib'을 이전 치료에 실패한 IDH-1 돌연변이 양성 진행성 담도암 환자에게 2차적으로 사용할 것을 허가했다. 하지만 아쉽게도 아직 한국에서는 IDH-1 돌연변이에 대한 치료가 제한되고 있어 임상연구 참여 등을 통한 치료만 가능하다.

2) FGFR2 fusion/rearrangement(Pemigatinib, Infigratinib)

이전 치료에 실패한 진행성 담도암 환자 중 FGFR2 fusion이나 rearrangement이 있는 환자를 대상으로 진행한 2상 임상연구에서, 좋은 효과를 보인 Pemigatinib와 Infigratinib를 미국 FDA에서 신속 승인했다. 영국 NICE에서도 동일한 유전자 변이가 있는 환자에 대한 치료로 이를 승인한 상태지만 아직 국내에서는 사용 허가가 나지 않았다.

3) HER2 저해제(Pertuzumab (퍼제타) + Trastuzumab (허셉틴))

이전 치료에 실패한 진행성 담도암 환자 중 HER2 발현이 있는 환자를 대상으로 진행한 2상 임상연구에서 퍼제타 + 허셉틴 병합 치료는 좋은 효과를 보여 현재 국내에서 사전신청 요법으로 사용할 수 있다. HER2 저해제의 주요 부작용은 심장 독성이므로 투여 환자의 정기적인 심장 초음파 검사가 권고된다. 최근 국내에서 진행된 허셉틴과 FOLFOX를 병용한 연구에서는 약 30%의 반응률과 80%의 질병 조절률이 나타남에 따라 조만간 허가 또는 사전요법으로 투여가 되기를 기대하고 있다.

4. 면역항암제(옵디보, 키트루다)

젬시타빈과 시스플라틴 기반의 1차 항암치료 이후 병이 진행했을 때, 후속치료로 면역항암치료를 사용해볼 수 있다. 현재 옵디보와 키트루다가 사전신청 제도를 통해 사용 가능하며, 옵디보는 모든 환자에게 사용 가능하지만 키트루다는 암조직의 면역염색에서 PD-L1 발현이 확인된 환자에게만 사용이 가능하다.

면역항암제는 치료 반응이 좋은 환자에서는 매우 좋은 효과가 있으며, 그 효과가 지속된다는 장점이 있다(소수에서는 4기였다가 완전히 병이 없어질 정도의 엄청난 효과가 있기도 하다). 하지만 일부 선택받은 환자에게서만 좋은 효과가 나타나므로, 면역항암치료에 효과가 있을 수 있는 환자를 미리 찾아낼 수 있는 바이오마커의 발굴이 매우 중요할 것으로 생각된다.

지금까지는 PD-L1 발현이 높거나 MSI-high(현미부수체 불안정성, Microsatellite instability-high) 혹은 NGS에서 확인 가능한 검사인 TMB-high(종양 돌연변이 부하, Tumor mutation burden-high)인 경우 면역항암제에 반응이 있다고 알려져 있다. 면역항암제에 대해 자세한 내용은 우리의 졸저, 『면역항암치료의 이해(2022년, 청년의사)』에서 쉽게 다루었다.

사례 1

담도암의 완전관해를 경험하다

제약회사에서 꽤 높은 직책을 맡고 있는 B씨는 병원의 시스템이나 프로세스를 무척 잘 알고 있었다. 그래서 처음 암 소식을 접했을 때에도 무조건 큰 병원에 가야 한다고 생각했지만, 고민 끝에 우리를 찾아왔다.

다학제를 통해 진료해본 결과, 항암치료를 할 만큼 병이 진행되지 않아 수술을 고려해야 했다. 담도암은 항암치료에 반응이 없는 경우가 많아 B씨의 경우 높은 재발 확률을 감안하더라도 수술을 진행하자는 쪽으로 결론을 내린 상태였다. 그런데 수술에 들어가기 전, 다학제가 긴급히 열렸다. 외과 최성훈 교수의 요청 때문이었다.

"정말 수술을 해야 하는지 고민됩니다. 수술 후 재발 확률이 매우 높은데, 이를 뻔히 알면서 수술에 들어가는 건 아닌 것 같아요. 강력한 항암치료를 통해 암 크기를 줄인 다음 수술을 해서 최대한 재발을 막고, 완치의 가능성을 높이는 방향으로 갔으면 합니다. 항암치료에 대한 고려를 부탁드립니다."

최 교수의 이야기는 '요청'이 아닌 '압박'에 가까웠다. 그러나 우리는 수술이 코앞인 상황에서 이런 이야기가 나올 정도로 중요한 상황이며, 고민이 거듭되었음을 짐작할 수 있었기에 그의 제안을 받아들이고 항암치료를 선행하기로 결정했다.

문제는 환자를 설득하는 일이었다. 수술을 생각하고 있는 환자나 보호자가 이 소식을 들으면 얼마나 황당하겠는가. 우선 최 교수는 수술 전날 밤에 환자를 찾아가 솔직하게 이야기했다. 환자는 다른 병원을 포기하고 우리에게 수술을 받으러 왔던 만큼 번복된 치료 결과를 쉽게 받아들이지 못했다. 하지만 "우리 다학제를 믿고 따라와주세요. 지금 당장의 수술이 목적이 아니라 궁극적인 완치가 목적이니 항암치료로 암을 줄이고 수술에 들어가는 게 더 좋을 것 같습니다"라고 설득했고, B씨도 결국 이를 받아들였다.

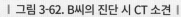

❙ 그림 3-62. B씨의 진단 시 CT 소견 ❙

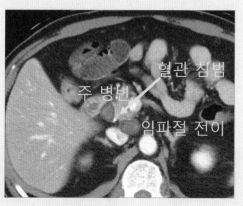

최 교수는 왜 수술을 먼저하는 것에 대해 고민하고 또 고민했을까?

사진에서 보이는 것처럼 암이 혈관을 침범하고 임파절까지 전이가 되었으면 재발률은 80%가 넘는다. 그전까지만 해도 담도암에 좋은 항암제가 없었기 때문에 무리를 하더라도 무조건 수술을 하는 것이 환자에게 완치의 기회를 줄 수 있는 정답으로 여겨졌다. 수술만이 유일한 방안이었으니 재발을 감안하더라도 그 방법을 선택하는 것이다. 이런 상황에서 항암치료를 하게 된 것이므로 의사와 환자 모두 부담감을 안게 되었다. 혹여나 수술이 아닌 항암치료를 택한 결과로 치료 도중 암이 더 진행되어 수술할 수 있는 기회조차 사라져버린다면 그 원망은 어떻게 감당할 것인가. 물론 환자와 보호자에게도 이러한 상황을 상세히 설명하였으나, 우리 팀에 대한 신뢰와 환자 본인의 용기가 없었다면 불가능했을 것이다.

여러모로 어려운 상황 속에서 항암치료부터 진행하자는 것은 환자의 병의 전체 예후를 고려한 결정이었다. 우리에게 더 쉽고 편리한 결정, 부담이 없는 방법보다는 많은 부담을 안더라도 전체 예후가 좋아질 수 있는 상황을 선택했다. 그리고 어려운 선택 끝에 진행한 치료는 기적적인 결과를 가져왔다.

| 그림 3-63. 수술 vs. 선 항암치료 후 수술 |

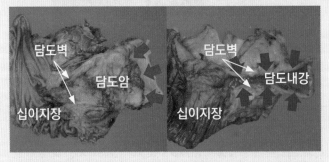

왼쪽(빨간 화살표): 항암치료 없이 수술을 받은 담도암 환자의 수술조직, 담도내에 암이 꽉 들어차 있는 모습, 오른쪽: 3제 병용요법(젬시타빈+시스플라틴+아브락산) 선항암을 받은 후 수술받은 환자의 수술조직, 담도내에 암이 모두 사라지고 깨끗한 모습

"아니, 이 환자가 암 환자 맞나요?"

수술조직을 본 병리과 김광일 교수님이 깜짝 놀라며 연락이 왔다. 항암치료 전 시행한 조직검사에서 담도암으로 진단받았음에도 사진에서 보듯 항암치료 이후 암이 완전히 사라졌다. 담도를 빽빽하게 채우고 있어야 할 암이 깨끗하게 사라진 것이다. 병리과 교수님 역시 "담도암의 항암치료 후 이런 반응을 본 적이 없어 매우 당황스럽다"라고 이야기할 정도로 결과는 놀라웠다. 암치료 후 병리검사(조직 슬라이드로 암을 확인하는 것)에서 암이 있다는 증거를 확인하지 못하는 상태를 '완전관해'라고 하는데, B씨는 담도암에서 항암치료 후 완전관해가 나온 첫 환자였다. 담도암은 워낙 항암이 듣지 않아 완전관해가 나타난다는 개념 자체가 없었다. 그런데 B씨가 그 모든 개념을 깨고 완전관해를 보인 케이스가 되었다. 항암치료 없이 수술을 했다면 재발 확률이 높았겠지만 항암치료를 먼저 한 덕에 3년이 지난 지금까지도 재발 없이 건강히 지내고 있다.

수술 이후 6일 정도가 되면 절제된 모든 조직에 대한 검토를 마치고 최종 조직검사 결과가 나온다. 전홍재 교수가 병리과로부터 연락을 받자마자 병실로 뛰어가 좋은 소식을 전했고, B씨는 눈물을 흘리며 기뻐했던 기억이 생생하다. 이런 순간, 우리는 모두 기적을 본다. 우리나라에서 담도암으로 항암치료 후 수술 진행한 환자에서 완전관해를 본 의사는 굉장히 드물 것이다. 그런데 이후로도 우리는 완전관해의 성공을 여러 차례 경험했고, 담도암에서 6명 이상의 완전관해를 본 경우는 세계적으로도 손꼽히는 경우에 해당한다. 우리는 멀지 않은 기간 내에 모든 담도암 환자에서 이런 결과를 볼 수 있기를 염원하고 또 염원한다.

사례 2

젬시타빈/시스플라틴+면역항암치료 후 영상학적 완전관해 사례

면역항암치료에서 우리가 기대할 만한 가장 큰 장점은 말기 암 환자들에게 종종 나타나는 극적인 치료 효과다. 70대 초반의 여성인 C 환자는 면역항암치료를 통해 이러한 기대에 부합한 결과를 보여주었다.

"배가 많이 아팠어요." C씨는 꽤 긴 시간 동안 복통을 앓아왔다. 그러나 암이라고는 상상조차 할 수 없었을 뿐만 아니라, 이렇게 심각한 정도로 암이 진행되었으리라고는 짐작도 못 했다고 한다. C씨는 통증이 점점 심해지고 잦아져 참을 수 없을 정도가 되어서야 우리를 찾아왔다. 모든 검사를 마치고 결과를 보니 이미 간내 여러 곳에 전이된 간내 담도암 소견을 보였고, 그중 가장 큰 것은 10cm를 훌쩍 넘었다.

다학제 진료 결과 이미 양쪽 간에 다발성으로 퍼진 상태여서 수술은 어려웠고, 항암치료만이 유일한 선택지였다. 몇 가지 가능

| 그림 3-64. C씨의 최초 CT |

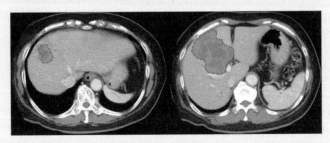

한 항암치료 옵션 중 최선이 무엇일지 고민하던 우리는 담도암 조직검사 결과에서 면역항암치료에 좋은 반응을 보일 수 있는 표지자(biomarker)인 PD-L1 발현이 높게 나타나는 것을 확인할 수 있었다. 당시에는 아직 면역항암제가 담도암의 1차 치료제로 승인을 받기 전이었으나, 다행히 우리 병원에는 담도암의 1차 치료제로 젬시타빈 + 시스플라틴 + 면역항암제를 투여하는 임상연구가 진행 중이었다. 이에 환자, 가족과 상의 후 임상연구에 참여하기로 결정했다.

면역항암제는 통상적인 항암제보다 그 부작용이 적다고 알려져 있지만, 항암치료 과정은 예상보다 어려웠다. 첫 항암제 투여 후 환자가 고열과 오한으로 응급실을 통해 내원했고, 혈압이 떨어지는 바람에 승압제까지 필요하게 되었다. 다행히 적절한 치료로 호전되었지만 큰일을 겪은 환자는 항암치료에 대한 큰 두려움을 느꼈으며, 치료 지속 여부에 대해 심각하게 고민했다. 하지만 우리 팀은 이러한 상황이 몸의 면역계가 면역항암제 투여 후 암과 싸우면서 나타나는 면역 반응에 의한 것임을 설명하고 3차 치료 후 진행하는 영상검사까지만이라도 치료를 유지해보자며 환자를 설득했다. 다행히 2차, 3차 치료 후에는 첫 번째와 같은 증상은 나타나지 않아서 무사히 치료를 마칠 수 있었다. 3차 치료 후(9주째) 진행한 영상평가 결과는 놀라웠다. 간내 다발성으로 자리잡고 있던 암들이 50% 이상 줄어든 것이었다.

면역항암치료는-비록 효과가 전무한 경우도 있지만-이렇게 효과가 있는 환자에서라면 매우 드라마틱한 효과를 보일 때가 있다. C씨 역시 [젬시타빈 + 시스플라틴 + 면역항암제]가 효과를

| 그림 3-65. 2년간의 항암치료 후 간내 병변이 모두 사라진 상태 |

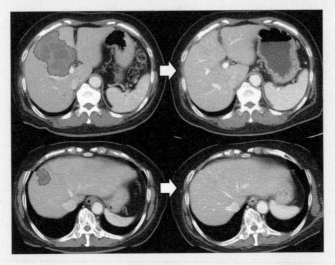

본 사례였고, 시간이 흐를수록 더욱 호전되어 CT 검사에서 더 이상 암이 보이지 않을 정도, 즉 영상학적 완전 관해에 이르게 되었다.

환자는 2년간의 치료를 성공적으로 잘 마쳤고, 현재 3개월마다 외래에서 추적 관찰을 하고 있다. 환자는 좋은 치료법을 소개해 준 우리 팀에 감사를 표했다. 우리 역시 어려운 상황 가운데에도 우리 팀을 믿고 끝까지 따라준 환자에게 감사했다.

09

담도암치료
− 방사선치료

임정호 교수 방사선종양학과

앞서 '09. 췌장암치료 − 방사선치료'에서 방사선치료의 총론을 다루었기에 여기서는 담도암에 국한하여 기술하고자 한다.

담도암의 방사선치료

담도암은 비교적 드물게 발생하는 만큼 방사선치료와 관련된 전향적 대규모 3상 임상연구도 거의 없다. 자연히 담도암에 대한 방사선치료의 역할에 대한 논란도 많다. 그러나 방사선치료는 실제 임상 상황에서 암의 국소 조절에 매우 효과적이고 중요하다.

1. 수술 후 방사선치료

수술 후 방사선치료는 수술로 확인된 담도암의 종류, 병기, 수술 절제 부위 등을 고려해 시행한다. 보통 간내담도암에서는 수술 후 방사선치료를 시행하지 않는다. 그러나 수술 절제 부위에 암세포가 남은 경우에는 강력하게 추천된다. 국소 병기가 높거나 림프절 전이가 있는 경우, 재발 위험 인자가 여러 개 발견된 경우에도 마찬가지다. 통상 분할 방사선치료로 25~30회 정도 진행하며, 종양이 있던 위치와 문합 부위 및 주변 림프절을 표적으로 삼는다.

2. 수술 전 방사선치료

수술 전 방사선치료는 전 세계적으로도 일부 병원에서만 시행되고 있다. 주변 장기의 침범이 있거나 수술 전 항암치료 후에도 종양이 충분히 작아지지 않는다면 다학제 진료를 통해 선택적으로 해볼 수 있다. 통상 분할 방사선치료로 25~30회 정도 진행하며, 원발암과 전이 림프절을 포함한다.

3. 국소 진행성 혹은 수술이 어려운 환자의 방사선치료

국소적으로 암이 진행되어 수술적 절제가 어렵거나 나이 및 기타 질환 등으로 수술이 어려운 경우에도 방사선치료를 고려할 수 있다. 보존적 치료만 시행하는 경우보다 방사선치료를 시행하는 경우가 생존율도 증가할 뿐 아니라, 암의 진행으로 인한 증상 악화도 지연시킬 수 있다. 이러한 경우 항암치료와 방사선치료를 모두 시행하는 것이 가장 좋은 치료 성적을 기대할 수 있다.

4. 간내담도암과 간외담도암에서의 방사선치료 차이

간내담도암은 방사선량을 최대한 높여 치료하면 더욱 좋은 결과를 얻을 수 있다. 여러 방사선치료 기법을 적용하여 치료를 시행하는 이유도 이 때문이다. 반면 간외담도암은 담도 가까이에 방사선에 민감한 십이지장이 지나가므로 고선량의 방사선치료가 어려울 수 있다. 또한 간외담도에 일정 선량 이상의 방사선이 쪼여지면 담도 손상이 발생하는 등 부작용의 위험성이 있어 아직까지는 체부정위방사선치료 등의 방법은 정립되지 않았다.

5. 국소 재발암의 방사선치료

국소 재발이 수술 후에 발견되었다면 재수술로도 잘라내기 어렵다. 가능하다 하더라도 예후에 영향을 미치지 못할 수 있어 다른 치료법을 고려하게 된다. 이런 경우 이전에 상복부에 방사선치료를 시행한 적이 없다면 항암치료와 함께 방사선치료가 도움될 수 있다. 항암치료만으로는 암이 완전히 사라질 가능성이 낮은데다 국소적으로 암이 계속 자라면 여러 증상을 유발할 수 있다. 드물기는 하나 방사선치료와 항암치료가 모두 시행되었을 때 완전 관해가 보고된 사례들도 종종 있으므로 적극 치료를 추천한다. 일반적으로 높은 선량의 방사선치료가 적용되며, 치료 횟수는 암의 위치와 크기, 손상위험장기와의 거리 등에 따라 결정된다.

6. 소수 전이암의 방사선치료

다른 장기로의 전이가 5개 이내라면 방사선치료가 예후 향상에 영향을 미칠 수 있다. 최근 들어 소수 전이암 환자에서 항암치료와 함께 국소 방사선치료를 시행할 시, 항암치료만 단독으로 할 때보다 좋은 예후가 보고되고 있다. 다른 장기에는 전이가 없고 폐나간 등 하나의 전이만 있을 경우, 항암치료에 반응이 좋다면 수술적 절제 또는 방사선치료를 시행할 수도 있다.

7. 전이암의 증상 완화 방사선치료

다른 암과 마찬가지로 뼈 전이가 발생하여 통증이 생기면 증상완화 목적으로 방사선치료를 할 수 있다. 방사선치료는 뼈 전이암으로 인한 증상 완화에 가장 효과적이다. 이는 폐나 림프절을 포함한 다른 장기 전이로 불편한 증상이 발생한 환자들에게도 시행되어, 많은 효과를 보고 있다. 증상 완화 방사선치료는 대부분 1~10회 정도 진행하며, 횟수는 환자의 상황이나 상태에 따라 조절할 수 있다.

10

담도암이
무서운 이유

수술은 가능한가?

이 책에서는 췌장암, 담도암을 비롯한 고형암의 완치를 위해서는 수술이 반드시 필요하다는 말이 이미 여러 번 나왔다. 그렇다면 담도암에서는 수술을 할 때와 하지 못할 때의 차이가 얼마나 클까? 실제로 수술 대신 다른 치료를 받은 환자의 생존율은 얼마나 낮을까?

최근에는 담도암에 새로운 항암치료들이 적용되고 있으므로 과거 데이터와는 약간의 차이가 있다. 하지만 항암치료가 마땅치

▎ 그림 3-66. 간문부 담도암에서 수술과 비수술적 치료의 생존율 차이 ▎

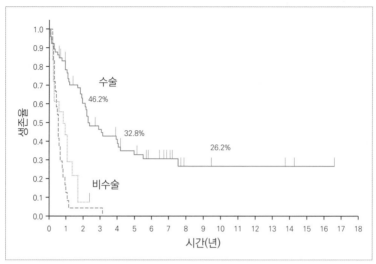

출처: Tomoo et al. Ann Surg. 1999;230(5):663-671

▎ 그림 3-67. 원위부 담도암에서 수술과 비술적 치료 및 전이성담도암의 생존율 차이 ▎

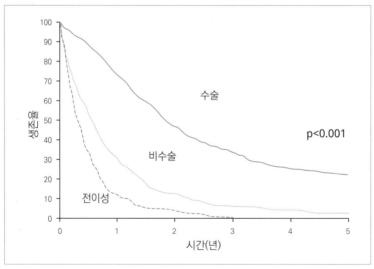

출처: Marin S et al. Acta Oncol. 2019;58(7):1048-1055

않았던 수 년 전만 해도 수술을 할 수 없는 환자의 평균 생존율은 6~12개월에 불과했다. 하지만 24년 전이든 4년 전이든 수술을 받은 환자들의 생존율과 그렇지 못한 환자들의 생존율 차이가 크다는 것은 그림 3-68을 통해 알 수 있다. 이때 자연스러운 질문은 '담도암으로 진단된 환자 중 몇 명이나 수술이 가능할까?'일 것이다.

| 그림 3-68. 담도암의 전통적인 치료 전략 |

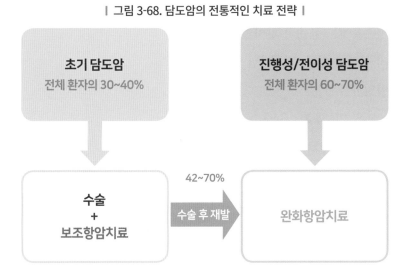

보고마다 약간의 차이는 있지만, 놀랍게도 35~40% 정도의 환자만이 진단 당시 수술이 가능하다. 설상가상으로 수술을 받아도 완치율(수술 후 5년 생존율)은 30% 내외다. 이것이 담도암이 주는 공포의 근원이다. 대중들이 막연히 두려워하는 담도암, 그 두려움을 훨씬 넘어설 정도의 낮은 수치가 담도암의 현주소다.

오늘날 수술의 방법론과 기술은 어느 정도 최정점에 와 있으며, 종양학적 원칙들 역시 표준화의 단계에 도달해 있다. 그러나 이 사실은 이렇게 발전한 수술로도 담도암의 치료 성적을 극적으로 변화시키기에는 명백한 한계가 있다는 반증이기도 하다. 이는 췌장암에서도 동일하게 살펴본바 있다. 그림 3-69를 한번 살펴보자.

이전의 20년과 비교했을 때 1990년 후반의 수술적 치료 및 관리에는 엄청난 발전이 있었다. 그럼에도 불구하고 담도암의 수술 후 생존율에는 통계적 차이만 있을 뿐, 여전히 기술의 발전을 따라가지 못하고 있다. 그렇다면 이 단계에서 우리가 할 수 있는 일은 무엇일까?

▌ 그림 3-69. 담도암의 시대별 생존율 차이 ▐

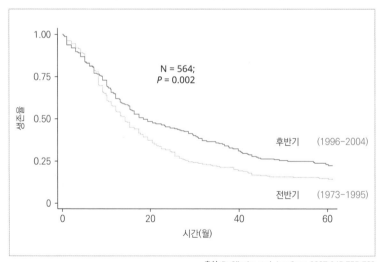

출처: DeOliveira et al. Ann Surg. 2007;245:755-762

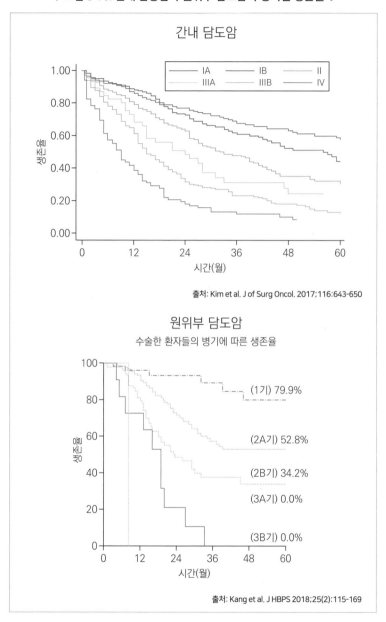

간내 담도암

출처: Kim et al. J of Surg Oncol. 2017;116:643-650

원위부 담도암

수술한 환자들의 병기에 따른 생존율

출처: Kang et al. J HBPS 2018;25(2):115-169

술기의 발전은 과거에 비해 비약적이니, 담도암을 조기에 발견할 수만 있다면 생존율을 크게 향상시킬 수 있을까? 진단 기술의 발전을 바탕으로 조기검진 프로그램을 잘 구축해서 담도암의 고위험군(담석증, 담도염, 담도협착증, 담관 낭종 등)에 집중적인 추적 관찰을 적용해 조기 진단 환자의 비율을 올리는 방법을 고려할 수도 있겠다. 그러면 수술 가능 환자의 비율이 상승하고, 아무리 담도암의 예후가 나쁜 축에 속하지만 조기 담도암은 수술 후 5년 생존율이 1기 60~80%, 2기 50~60%에 달할 정도로 괜찮은 편이다.

가능하다면 성적은 훌륭한가?

이론적으로 담도암도 조기 발견이 가능하다면 생존율을 크게 높일 수 있을 것이다. 그러나 담도암의 조기 발견은 어렵다. 과반수의 환자들이 특별한 위험 요인도 없는 건강한 상황에서, 아무런 예고 없이 갑작스럽게 증상이 나타나 진단된다. 심지어 수술을 하더라도 병기가 2기 초반을 넘어서면 5년 생존율이 30~40% 이하로 급격히 나빠지며, 3기 이상부터는 5년 생존 가능성이 희박해질 정도로 무서운 예후를 보인다.

CT, MRI라는 영상검사들이 굉장히 발전했음에도 이들만으로 담도암의 정확한 병기를 알기란 어렵다. 다른 장기에 전이가 보이

| 그림 3-71. 각 담도암에서 림프절 전이에 따른 생존율 차이 |

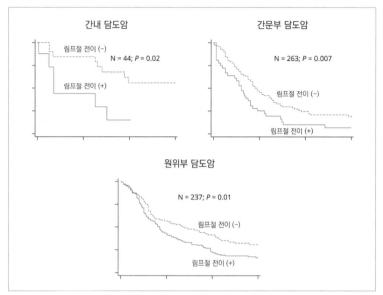

출처: DeOliveira et al. Ann of Surg. 2007;245:755-762

거나, 누가 봐도 상당히 진행되어 수술이 불가능한 경우는 논외로 하더라도 암의 침범 깊이나 림프절 전이 여부를 파악하는 것이 난해하다. 림프절 전이를 잘하는 담도암은 전이 여부에 따라 병기에 큰 차이를 보이는데, 본래 병기란 예후를 예측하기 위해 만든 분류다. 병기가 높다는 것은 곧 예후가 나쁘다는 것을 의미한다. 그러니 담도암에서 담도 주변 림프절에 전이가 있다면 재발 가능성이 현저히 높아 예후가 나쁘다고 봐야 하는데, 영상검사에서 이를 파악하는 것이 쉽지 않다.

매우 얇은 구조로 이루어진 간외담도암에서는 영상검사로 암의 침범 깊이를 정확하게 파악하는 것 또한 어렵다. 진단 시 영상검사로 예측한 병기와 수술 후 현미경을 통해 내려지는 병리학적 병기에 차이가 날 수밖에 없는 것이다. 특히 담도암은 종양이 담도를 막아 담도염을 일으키게 되는데, 이로 인해 주변에 있는 림프절이 커지면 이 림프절이 염증에 의한 것인지, 암 전이에 의한 것인지 구분하기 힘들다.

림프절은 '면역'에 관여하는 림프조직으로 이루어진 기관으로 인체의 여러 부분에 분포한다. 목 감기에 걸리면 양쪽 턱 아래 림프절이 붓고, 발이나 종아리에 염증이 생기면 사타구니의 림프절이 만져지기도 한다. 담도암에서 림프절이 커져 있을 때, 담도염이 원인인지 담도암이 원인인지는 수술로 잘라내 조직검사를 해야만 알 수 있다. 그러니 수술 전 영상검사로 1기를 의심하고 잘라냈는데(임상적 병기) 조직검사에서 3기가 나올 수도 있고(병리학적 병기), 그 반대의 경우도 있을 수 있다.

또 하나, 담도암의 치료에 있어 주의해야 할 것은 수술 후에 일어나는 합병증이다. 전체 수술 환자 중 약 30~60%에서 합병증이 발생한다. 특히 담도암 중에서도 예후가 나쁜 간문부 담도암의 수술 후 합병률은 무려 80%까지 보고되기도 한다. 간 입구의 여러 담도 분지가 막히면 담도암과 동반된 담도염을 감안하고 수술을 해야 한다. 간절제술과 함께 총담도를 절제하고 남은 간의 작은 담

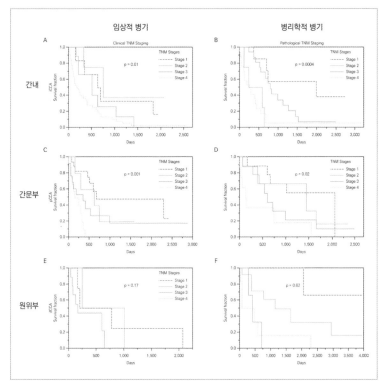

미국 유수의 병원인 Mayo clinic의 데이터: 수술 전 영상검사로 진단한 임상적 병기와 수술 후 병리학적 병기 사이의 차이를 보여주고 있다.

도에 소장을 연결해야 한다. 깨끗한 담도와 연결해도 일정 확률로 합병증이 발생하는 판국에 염증이 남아 있는 담도와 연결할 수밖에 없는 것이다. 그러다 보니 수술 후 간부전, 담즙 누출, 패혈증 같은 심각한 합병증의 발생률이 높아질 수밖에 없다.

만약 추가 치료가 필요 없다면 여유를 두고 회복하면 되겠지만,

속히 항암치료 등의 다음 단계에 해당하는 치료가 필요할 경우 그 시작이 늦어지게 된다. 당연히 환자 본인이 가장 힘들고 불안할 테지만, 수술을 집도한 외과 의사와 항암치료를 준비하고 있는 종양내과 의사 역시 마음이 편할 리 없다. 치료 시작 시기가 곧 치료성적에 영향을 미치기 때문이다. 이처럼 담도암에서 수술이란 완치를 위해 반드시 필요하지만, 혼자서는 목표에 도달하기 힘든 반쪽짜리 안내인과도 같다. 어쩌면 담도암치료에서 다학제 진료가 최선책이라는 사실은 이러한 상황에 기반을 두고 있는지도 모른다.

11

담도암 치료,
새로운 전략이 필요하다

담도암은 조기 진단이 어렵고 예후가 나쁘다. 진단되어도 일부 환자만 수술이 가능하며 수술해도 합병증과 재발이 많다. 게다가 수술만으로도, 항암제만으로도 완치는 어렵다.

온갖 나쁜 특징들을 갖고 있는 담도암, 도대체 어떤 전략으로 접근해야 할까? 다학제를 통해 항암치료를 먼저, 수술은 나중에, 방사선치료도 적절히? 우리가 이 책에서 말하는 췌장담도암 다학제 진료는 단지 여러 치료법을 이리저리 조합하고 배치하는 단순 작업이 아니다. 숱한 근거를 바탕으로 세워진 가이드라인이 기성복이라면, 환자의 특성과 암의 성격, 양상을 바탕으로 한 사람 한 사람 각기 다른 치료 전략을 수립하는 것은 맞춤형 양복이다. 이상적인 암 전문의는 기성복은 기본으로 마스터함은 물론, 맞춤형 양복까지도 자유자재로 제작하는 장인과 같다. 우리의 지향점이다.

새로운 맞춤형 전략에 필수적인 작업은 예후 예측이다. 먼저 예후가 좋을 환자와 나쁠 환자를 최대한 정확하게 가려내는 것이다. 점쟁이도 아니고 환자를 척 보고 재발할 사람과 아닌 사람, 살 사람과 죽을 사람을 가려낸다고? 자칫 오해의 소지가 있을 '예측'이라는 단어는 의학에서는 사뭇 다른 의미로 광범위하게 쓰인다. 수많은 임상 자료들과 경험을 바탕으로 재발하는 환자들은 어떤 특성을 가지고 있는지, 재발하는 암은 어떤 성격을 드러내는지 위험 요소들을 분석하는 것이다. 이러한 요소들을 모아 공식이나 그래프의 형태로 제작하는 예측 모델(Predictive model)은 암 외에도 고혈압, 당뇨 등의 만성 질환, 뇌 질환, 심혈관 질환 등 의학 전반에 걸쳐 연구 방법론으로 쓰인다. '담배를 피우면 폐암에 걸린다'는 상식은 흡연이 폐암 발병 가능성을 높게 예측할 수 있는 위험 인자로 입증되었다는 의학적 진실에 기반한다. '짜게 먹으면 고혈압에 걸린다', '뚱뚱하면 13가지 암이 생길 위험이 있다', 이러한 명제들은 허공에서 우연히 창조된 것이 아니라 의사들이 오랫동안 연구한 결과물이다.

췌장담도암을 비롯해 많은 암들에서 이 예후 예측 단계의 연구가 이루어져 왔고, 지금도 이루어지고 있다. 그리고 그렇게 분류된 환자들을 대상으로 일일이 맞춤형 전략을 짜는, 이른바 '정밀의학' 분야는 이 시대 가장 핫한 영역 중 하나다. 단적인 예로 항암치료는 현재 모든 환자에게 병기에 따라 일률적으로 투여하는 수준이지만, 머지 않은 미래에는 환자 개개인이 가지고 있는 모든 정보들(생리, 유전, 미생물, 행동, 노출력 등)을 종합하여 이 환자에 맞는 약은 고

| 그림 3-73. 미래의 정밀의학 |

환자 개개인의 정보를 모두 종합하여 환자 그룹을 분류하고 그에 맞는 치료법을 적용하는 것이 목표다.

용량으로, 그렇지 않은 약은 제외하거나 낮은 용량으로 맞춤형 치료를 하게 될 것이다.

우리 팀도 그간 수많은 담도암 치료 경험과 풍부한 환자군을 바탕으로 유전 정보 분석을 통한 '담도암 정밀의학' 세팅을 위한 준비 및 연구에 박차를 가하고 있다. 아직은 더 많은 연구와 치료제의 개발이 이루어져야 하지만, 멈추지 않기 위해 모든 연구진이 한마음으로 최선을 다하고 있다.

나쁜 예후 인자들

현재까지 이루어진 많은 연구들에서 알려진 담도암의 나쁜 예후 인자들은 암의 형태학적인 분류, 크기, 개수, 분화도, 암의 침범 깊이, 주변 구조물의 침범 여부, 림프절 전이 가능성, 암표지자 수치 등이다. 예를 들어 똑같이 림프절 전이가 없는 2기 환자들 중에도 담도 주변의 신경조직이나 림프선 같은 미세구조물 침범 소견이 있다면 치료 성적은 절반으로 낮아진다. 문제는 이러한 정보들이 대부분 수술 후 조직검사를 해봐야만 정확히 알 수 있다는 것이다. 우리는 최초 진단 당시, 그러니까 치료가 시작되기 전에 정확한 예후 인자들을 알고 싶은데 말이다. 사전에 파악할 수 있어야만 좋은 예후 인자를 가진 환자는 수술을, 나쁜 인자를 가진 환자는 불필요한 수술을 피하거나 방사선치료나 항암치료를 통해 더 개선된 상태로의 전환을 시도할 수 있다.

　다음 사례는 수술을 해볼 만하지만 나쁜 예후가 예상되는 환자의 치료 과정을 묘사한 것이다. 이는 신중한 접근의 필요성을 알려주는 좋은 예다.

사례

60대 여성 G씨의 건강검진에서 간내담도암이 발견되었다. 만약 효과적인 항암제가 없던 시절이었다면 높은 재발률을 뻔히 알면서도 수술 외에는 특별한 방법이 없었을 것이다. 하지만 최근에는 담도암에서 뛰어난 효과를 보이는 항암제 조합들이 있기에 우리는 이를 적극 활용하는 치료 전략을 사용해왔고, 환자 역시 이 전략이 적절해 보였다.

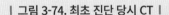

| 그림 3-74. 최초 진단 당시 CT |

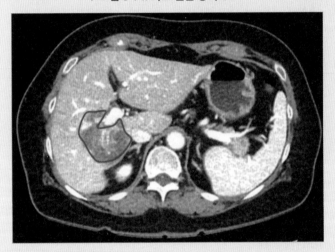

우리 다학제 팀은 촬영된 CT를 통해 G씨의 우측 간에 6cm 크기의 간내단도암(빨간색 표시)이 우측 간 혈관들을 감싸면서 침범하는 것과 간 입구인 간문부에 가깝게 위치한 것을 확인했다. 암표지자 검사(CEA: 1.63, CA19-9: 1.2) 결과는 정상이었다.

| 그림 3-75. 첫 번째 다학제 진료 모습 |

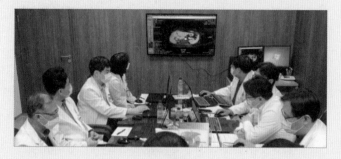

첫 번째 췌장담도암 다학제 진료에서 다행히 명확한 림프절 전이나 다른 장기의 전이가 관찰되지 않았고, 암표지자 수치도 정상이었기에 수술을 바로 진행하자는 방향으로 의견이 모이고 있었다.

| 그림 3-76. 최초 진단 당시 MRI |

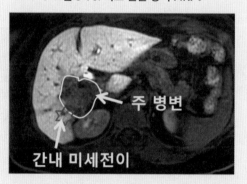

하지만 그때, 영상의학과 김대중 교수의 한마디가 일순간 모두를 잠잠하게 만들었다.

"MRI에서 CT에서 보이지 않던 작은 간내 전이(빨간 별표)가 관찰되며, 암이 감싸고 있는 혈관 내에 침범해 들어가 혈전을 만든 것으로 보입니다."

이렇게 상세한 소견은 다른 과에서는 알기 힘든, 영상의학과만의 정확한 지적이었다. 암이 비교적 크고 주요 혈관의 침범과 간내 전이가 동반되었다면, 벌써 3개의 위험 인자를 갖고 있는 것이다. 즉 재발 위험성이 매우 높음을 짚어주었다. 뒤이어 외과 최성훈 교수 역시 암이 간의 입구와 가까워 총담관 침범이 있을 것으로 예상되므로 항암치료로 크기를 최대한 줄여 총담관을 자르지 않고 수술이 가능해지도록 만들어보자는 의견을 냈다.

| 표 3-77. 간내담도암에서 종양의 크기와 나쁜 예후 인자들과의 관계 |

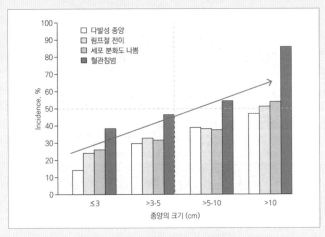

간내 담도암의 크기가 클수록 재발위험과 관련된 인자들을 많이 동반할 가능성이 높음을 보여준다. (Dario R. et al. Arch Surg. 2012;147(12):1107-13)

그렇게 우리는 '선 항암치료 후 수술'이라는 계획을 진행하기로 결론내렸다.

간내담도암의 나쁜 예후 인자로는 '여러 개의 암', '림프절 전이', '나쁜 분화도', '혈관 침범'이 있다. 악명 높은 악당 곁에는 악랄한 공범들이 있듯이, 이들은 서로 연관되어 있을 가능성이 있다. 이를테면 영상검사에서 다른 2~3가지는 보이지 않아도 2개의 암이 보인다면 육안적으로 알 수 없는 림프절 전이나 나쁜 분화도를 모두 가지고 있을 위험성이 높다. 그림 3-77은 그러한 경향을 보여준다. 환자 역시 기술적으로는 수술이 가능한 상황이었으나, 수술을 하더라도 재발 위험성이 상당히 높을 만한 인자들을 갖고 있었으므로 섣불리 덤비지 않았다.

우리는 '수술이 가능하지만 예후가 나쁠 것 같은 환자들'에 더욱 신경을 쓴다. 특히 항암치료를 담당하는 종양내과 교수진은 다른 과들보다 더 많은 부담을 갖는다. '수술이 불가능할 때의 항암치료'와 '수술을 가능하게 하고자 시행하는 항암치료'의 목적이 완전히 다르기 때문이다. 우리 팀의 주 목표인 후자를 위해서는 종양내과에게 '일정 기간 안에 암의 크기를 최대한 줄여 수술이 쉽도록, 하지만 전신마취와 수술을 못 견딜 만큼 컨디션 저하는 없도록'이라는 난제가 주어진다. 결코 몇 가지 약만 처방하고 몇 달 뒤 결과를 기다리기만 하는 편한 과가 아니다. 항암치료의 효과를 판정하는 2차 다학제 진료를 앞두고 가장 긴장하는 사람은 분명 환자와 종양내과 교수진일 것이다.

환자는 일명 '젬시아' 병합요법을 2차례 받았는데, 반응 평가는

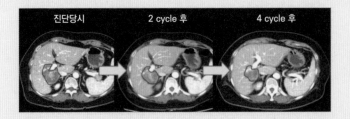

| 그림 3-78. 성공적으로 1단계를 마친 후 두 번째 다학제 진료 모습 |

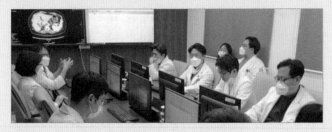

매우 성공적이었다. 암이 줄어든 것을 확인하고 2차례 더 진행한 결과, 6cm였던 암의 크기가 4cm로 줄어든 것을 확인할 수 있었다.

우리는 이제 수술 진행 여부를 중점적으로 논의했다. 항암치료에서 좋은 반응이 나온 덕분에 미세전이암에 대한 염려가 줄었고, '수술하지 말고 항암치료만 지속해볼까' 싶은 생각이 들기도 했다. 하지만 항암치료의 지속은 완치 목적에서 벗어날 가능성이 높을 뿐더러, 언젠가 내성이 발생할 수도 있어서 간 우엽절제술, 총담도 절제술, 간주변 광범위 림프절 절제술을 계획했다.

수술은 로봇을 이용해 간 우엽과 총담도를 절제한 후, 남은 좌엽

| 그림 3-79. G씨의 병변위치와 수술적 절제범위 |

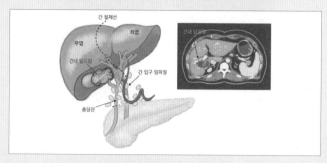

간내담도암이 우엽에서 기원해 간문부의 총담관을 침범한 모습

| 그림 3-80. G씨의 수술 모식도 |

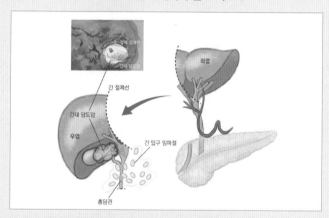

간 우엽절제술, 총담도 절제술, 간주변 광범위 림프절 절제술의 모식도

의 간내담도와 소장을 문합(그림 3-80의 좌측 그림)하는 것으로
완료되었다. 일주일 후 CT는 남아 있는 간 좌엽의 70% 정도가
재생될 정도로 빠른 회복을 보여주었다.

| 그림 3-81. 절제 후 남은 좌측간과 좌측담도-소장 문합술 모습 |

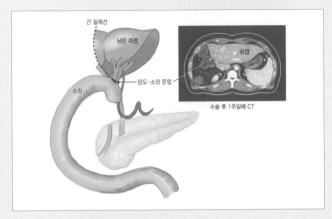

이러한 경우 전통적인 개복수술을 하면 집도의에게는 상대적으로 수월하다. 그러나 환자는 긴 상처와 통증으로 회복이 더뎌진다. 서둘러 회복한 뒤 항암치료를 해야 하는 상황에서 회복이 느리거나 합병증까지 생긴다면 외과뿐만 아니라 다학제 팀 전체가 한 마음으로 걱정하게 된다. 이를 예방하기 위해 복강경 수술을 선택한다고 하더라도 여전히 극복해야 할 제한점이 많다. 췌장이 있는 상태에서 췌장의 뒤쪽과 혈관의 뒤쪽 림프절을 깨끗하게 제거해야 하니 접근이 어렵다. 또한, 직경이 2~3mm밖에 되지 않는 간내담도를 소장으로 끌고와 연결해야 하는데 기다란 막대형 기구를 사용하는 복강경수술은 개복수술과 달리 자유자재의 관절을 사용할 수 없어 일련의 과정들을 쉽게 하기 어렵다. 다행히 복강경의 단점을 보완할 수 있는 로봇수술은, 로봇의 자유로운 관절 운동이 세밀한 절제와 문합을 가능하게 해줌으로써 집도의와 환자 모두에게 이롭다고 할 수 있다.

담도암치료의 새로운 물결들

우리는 지난 수 년간 다학제를 통해 모 아니면 도와 같았던 담도암에 새로운 전략을 추가할 수 있었다. 수술이 가능할 것 같으면 수술, 불가능할 것 같으면 항암치료, 이 두 가지 옵션밖에 없었던 시절에서 수술 기법과 마취의 발전, 효과적인 항암제의 등장, 예후 예측 인자들의 발견 등으로 인해 '선 항암 후 수술'이라는 옵션을 활용할 수 있게 되었다. 물론 이 옵션을 적용했을 때 최상의 결과를 얻을 수 있을 만한 환자를 선별하는 지난한 작업이 오늘날 우리의 자산이 되었음을 부인할 수 없다. 이러한 경험과 임상 자료들이 더욱 쌓인다면 가까운 미래에 수술 후 재발 가능성이 높은 환자들을 선별하여 항암치료를 먼저 시행하는 구체적인 기준을 세울 수 있을 것으로 기대한다.

앞서 설명한 치료 전략의 진화는 담도암의 치료도 췌장암과 비슷한 양상으로 전개될 수 있음을 시사한다. 서두에서 살펴본 것처럼 췌장암 역시 진단 당시부터 전이가 많고, 수술을 해도 재발률이 높다. 따라서 처음 진단 시 영상검사에서 원격 전이가 보이지 않더라도 전신 질환에 준해 강력한 항암치료를 포함하는 전략이 표준치료법으로 자리 잡았음을 역설한바 있다. 담도암 역시 이와 같이 새로운 표준치료법이 자리 잡을 가능성이 생긴 것이다. 다음은 '05. 수술 가능성 분류가 더 중요하다'에서 정리했던 췌장암의 단계별 치료 전략이다.

〈췌장암의 수술 가능성에 따른 병기〉

① 절제(수술) 가능한 췌장암: 수술

② 경계 절제 가능 췌장암: 항암치료 후 수술

③ 국소 진행성 절제 불가능 췌장암: (수술 가능성을 염두에 둔) 항암치료

④ 절제 불가능(전이성) 췌장암: 항암치료

〈췌장암의 수술 가능성에 따른 치료 전략〉

ⓐ 수술 가능한 췌장암의 경우, 수술 후 강력한 항암치료제를 보조항암치료로 이용하여 재발률을 낮춘다.

ⓑ 경계 절제성 또는 국소 진행성 췌장암의 경우, 강력한 항암치료를 통해 병이 잘 조절되는 환자들을 선별하여 수술해서 재발의 위험성이 높은 췌장암 환자(경계 절제성 췌장암)에게 무모한 수술을 피하게 한다. 또한 진단 시 수술이 불가능했던 췌장암 환자(국소 진행성 췌장암)들에게는 항암치료를 선행하여 좋은 치료 반응을 보일 경우, 수술을 통한 완치의 기회를 제공한다.

ⓒ 전이성 췌장암의 경우, 강력한 항암치료를 통해 환자들의 생존 기간을 연장하고 췌장암의 진행으로 나타날 수 있는 합병증을 막는다.

비교적 최근까지만 해도 강력한 항암제가 없었던 담도암에서는 이러한 췌장암의 전략을 곧장 접목하기는 어려웠다. 하지만 전

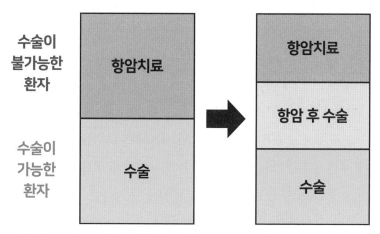

수술이 불가능한 환자

항암치료

수술이 가능한 환자

수술

항암치료

항암 후 수술

수술

수술가능환자:수술, 불가능한환자: 항암치료라는 단순한 전략에서 췌장암치료전략처럼 재발위험이 높은 환자들을 가려내 항암치료 후 수술이라는 치료영역이 서서히 자리를 잡아가기 시작해다.

이성 담도암 환자들에게서 효과가 입증된 항암제들이 등장하면서 이전에는 생각하기 힘들었던 ②와 ③의 영역에서 새로운 치료 전략을 고민할 수 있게 되었다. 이 영역들의 치료 성적을 올리기 위해서는 정확한 진단과 담도 배액술을 포함한 여러 과(소화기내과, 영상의학과, 외과, 종양내과, 방사선종양학과 등)들이 모두 힘을 합쳐야만 환자 한 명을 온전히 완치의 기회로 이끌 수 있다. 때문에 치료 성적은 담도암 다학제 진료의 수준을 확인할 수 있는 좋은 지표가 되며, 우리 팀은 그 과정을 예술 작품에 빗대 '의료진이 환자와 함께 만들어가는 아트(Art)'로 여긴다.

치료 경과가 좋은 환자들은 다학제 진료를 여러 차례 할 수도 있다. 물론 반대 상황도 있다. 수술하기에는 적절하지 않은 환자를 다학제 진료 후 항암치료로 이끌고, 반응이 좋아서 암이 줄어들면 수술을 논의하기 위해 두 번째 다학제를 연다. 수술을 집도할 다음 주자에게 바통을 넘기는 자리다. 선발 주자가 정성껏 만들어놓은 작품을 다음 주자가 망쳐놓을 수는 없다. 육중한 책임감을 느끼며 수술을 마치고 좋은 결과가 나오면 세 번째 다학제를 열어 환자에게 무한 감동을, 다음 치료를 맡은 의료진에게 바통을 주게 된다. 이 모든 과정은 참석자들에게 투명하게 공개되고 좋은 결과들이 환자와 가족, 모든 의료진에게 공유된다. 이 자리에 함께 있는 건 정말 멋진 일 아닌가.

사례

다학제 진료를 통해 진행성 담도암을 성공적으로 치료한 사례를 소개하고자 한다. 60대 남성 F씨는 위암으로 다른 병원에서 수술을 받았던 환자로, 황달이 생겨 가까운 병원에서 간문부 담도암이 의심되어 우리를 찾아왔다.

▌그림 3-83. F씨의 진단 시 CT 소견 ▌

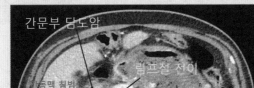

담도암이 의심되어 조직검사가 필요했지만 이전의 위암 수술로 인해 담도로 접근하는 것이 쉽지 않았다. 하는 수 없이 내시경을 십이지장까지 진입시켜 간문부에 커져 있는 림프절을 바늘로 찌르는 과정을 계획했다.

검사를 마친 후 우리 다학제 팀이 모여 분석을 시작했다. 림프절 조직검사 결과와 이전 위암수술 조직검사를 비교 및 분석하

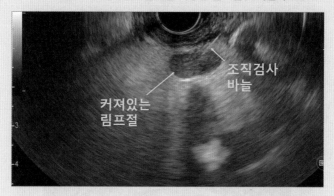

┃ 그림 3-84. 내시경 초음파를 이용한 림프절 조직검사 ┃

조직검사
바늘

커져있는
림프절

여 토론한 끝에 '과거에 있던 위암의 재발보다는 새로 생긴 간문
부 담도암'이라는 진단을 내렸다. 간문부 담도암이 담도벽 바깥
으로 빠져나와 우측 간동맥과 간문맥을 침범했고, 주변 림프절
전이가 조직학적으로 확진되어 임상적 병기 IIIc (3기c) 또는 IVa
(4기a)로 진단된 것이다. 먼저 항암치료를 진행하기로 결정하였
고, 젬시타빈/시스플라틴 + 아브락산 3제 요법을 마친 후 반응
평가를 위해 2차 다학제 진료가 열렸다.

치료반응은 기대 이상이었다. 담도암이 현저히 줄어들었을 뿐
만 아니라 전이 림프절 역시 영상에서 관찰하기 힘들 정도로 작
아졌다. 기대 이상의 결과를 바탕으로 우리는 수술을 진행하기
로 결정했는데, 문제가 전혀 없지는 않았다. 간문부 담도암이 우
측 간동맥과 간문맥을 침범했기 때문에 간우엽을 절제해야 했
다. 그런데 컴퓨터로 계산해 보니 수술 후 보존 가능한 간 용량
이 40%, 몸무게로 치면 5.9%에 불과할 것으로 예상되었다. 수

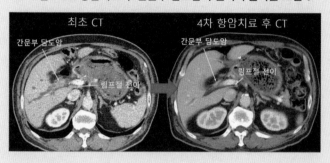

| 그림 3-85. 항암치료 후 간문부 담도암이 현저히 줄어든 소견 |

술이 성공적으로 끝나도 수술 후 회복 과정이 수월하지 않을 가능성이 높았다.

간 기능이 정상인 간암이나 다른 병으로 인한 간절제술은 수술 후 30% 정도만 남아도 안전하다. 그러나 간문부 담도암은 간 기능이 많이 떨어지는 탓에 최소 45% 이상을 남기는 것이 추천된다. 따라서 우리 다학제 팀은 40% 정도밖에 남지 않을 좌측 간을 키우기 위해 우측 간문맥 색전술을 시행하기로 했다. 간문맥은 간에 영양분을 공급하는 커다란 혈관으로, 우측 간문맥을 막으면 간의 우엽은 줄어들고 좌엽은 커진다. 어차피 잘라낼 우엽으로 갈 영양분을 수술 후 남게 될 좌엽으로 몰아주고 나서 수술을 하는 것이다.

간문맥 색전술을 성공하면 보통 2~3주 후에 수술을 진행한다. 우리 다학제 팀의 간문부 담도암치료 방침은 수술 가능으로 판단될 경우, 간문맥 색전술 후 항암치료를 2차례 정도 추가한 후 3주 뒤에 간이 커진 것을 확인하는 과정을 포함한다. 간이 커질

| 그림 3-86. 우측 간문맥 색전술 모습 |

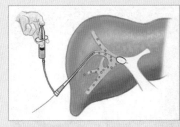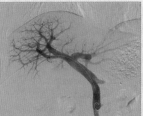

시간을 한 달 이상으로 충분히 주고, 간이 재생되는 기간 동안 암 세포의 증식을 막기 위해 항암치료를 진행하는 것이다. 흔히 용 감한 사람들에게 '간도 크다'는 표현을 쓰는데, 이때야말로 의료 진과 환자 모두 간이 커질 만큼 용기와 인내가 필요한 시점이다. 우측 간문맥 색전술을 시행하고 추가 항암치료를 완료한 뒤, 수 술 전 최종 CT 및 가상 간절제 프로그램을 이용해 계산한 잔여 간 용량은 40%에서 46%으로 상승했다. 우리는 안도의 한숨을

| 그림 3-87. 간문맥 색전술 후 수술 전 CT와 간용량 계산 |

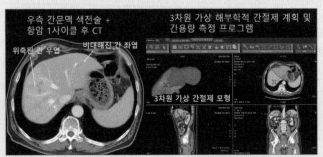

우측 간문맥 색전술 후 우측간은 위축되고 좌측간은 현저히 비대해졌다(좌). 특수 프로그램 을 이용해 가상수술모델로 절제할 간과 남은 간의 용량을 정확하게 측정한다(우).

내쉬며 수술 일정을 잡았다.

수술은 계획대로 간 우엽과 미상엽, 총담도를 포함하는 광범위 간문부 절제술로 이루어졌다. 수술 중에는 영상검사에서 보이

| 그림 3-88. 수술 조직소견 |

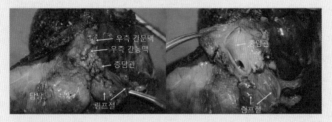

담도를 열어보니 종양이 육안으로는 확인되지 않을 정도로 담도점막이 깨끗한 것을 알 수 있었다(우).

| 그림 3-89. 수술 후 일주일째 CT |

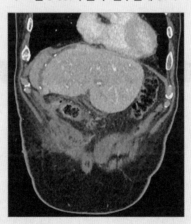

수술 전 간문맥색전술로 잔존간을 키운탓에 간의 재생은 놀라울 정도로 빨라 수술 후 1주 일만에 수술전 간의 70%까지 재생되었다.

지 않던 림프절들이 커져 있어, 암세포가 남아 있는 것은 아닐까 염려스러웠지만 모두 제거하는데 성공했다. 담도 내의 암은 정작 잘라낸 후 열어 보니 눈으로 확인되지 않을 정도로 줄어들어 있었다. 항암치료의 반응이 그만큼 좋았다는 의미였다.

잔존 간의 용량 40%와 46%는 언뜻 작은 차이로 여겨질 수 있지만, 회복 속도 면에서는 차이가 크다. 간은 수술 후에 잘 버티기만 해도 엄청난 재생 속도를 보인다. 무려 1주 만에 70%나 재생할 정도로 말이다. 뿐만 아니라 환자에게는 빠른 회복 속도와 더불어 더 기쁜 소식이 기다리고 있었다.

진단 당시 전이 림프절에서 확인되었던 담도암이, 항암치료 이후 암세포가 모두 사멸되고 염증세포만 남은 것으로 최종 확진된 것이다. 소위 완전관해(Complete remission, CR)였다. 이보다 더 좋을 수 없는 최고의 치료 결과를 품에 안게 된 행운의 환자였다.

| 그림 3-90. 수술 전.후의 조직검사 |

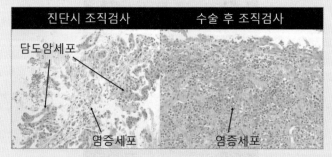

진단시 전이 림프절에서 담도암세포가 확인(좌)되었던 환자가 항암치료 후 수술조직에서 암세포가 모두 사멸되어 염증세포만 남아있는 모습(우).

분당차병원의 담도암치료 성적과
다학제를 경험한 환자의 손편지

분당차병원에서는 2019년부터 ②와 ③의 영역에 해당하는 담도암 환자들에게 다학제 진료를 제공하고, 강력한 항암치료를 시행한 후 치료 효과가 좋은 환자들의 암을 다시 다학제 진료를 통해 평가한다. 그리고 수술이 가능해졌다는 판단이 서면 수술을 통한 완치의 기회를 제공하고자 노력하고 있다. 최근 그 성적을 학계에 발표한바 있다. 2019년 10월부터 2021년 8월까지, 국소 진행성 담도암으로 진단받은 후 젬시타빈, 시스플라틴, 아브락산 3제 요법으로 치료받은 총 129명의 결과다.

- **국소 진행성 담도암에서 젬시타빈, 시스플라틴, 아브락산 3제 요법의 효과는 어땠는가?**

치료 반응률(항암치료 후 암이 30% 이상 줄어든 환자의 비율)은 60.8%였으며, 질병 통제율(항암치료 후 적어도 암이 커지지 않은 환자들의 비율)이 91.9%였다. 즉 60% 넘는 환자들의 암이 30% 이상 줄어들었고, 반응이 없어 암이 커진 환자는 단 8%에 불과했다. 이 결과는 이전에 우리가 국내 4개 병원에서 전이성 담도암 환자를 포함해 알게된 동일 요법의 효과보다 더 나은 수치다.

• 실제 항암치료 후 수술의 기회를 가진 환자는 얼마나 되었는가?

전체 환자 중 56.6%가 3제 요법 후 수술을 진행할 수 있었고, 수술받은 환자들 중 상당수에서 병리학적 병기가 최초 진단 시의 임상적 병기보다 낮아진 것을 확인했다. 이는 수술 전에 시행한 항암치료를 통해 진단 당시의 담도암 병기가 호전되었다는 뜻이다. 그중 6명의 환자는 수술 후 현미경상에서도 암이 보이지 않는 병리학적 완전 관해(Complete remission) 소견을 보였다.

| 그림 3-91. 초기 진단시 임상적 병기와 항암치료 후
수술로 결정된 조직학적 병기 비교 |

임상적 병기와 조직학적 병기는 차이가 날 수밖에 없으나, 초기 임상적 병기에 비해 항암치료 후 조직학적 병기가 현저히 낮아짐을 보여준다.

• 수술받은 환자들의 예후는 어떤가?

수술받은 환자들의 1년 생존율은 95.9%로, 수술을 받지 못하고

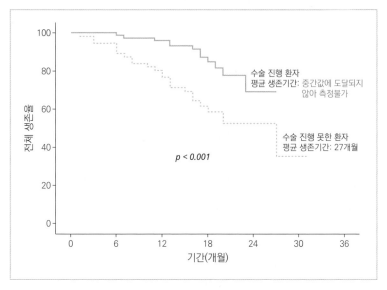

항암치료 후 수술까지 진행한 환자의 생존율이 그렇지 못한 환자에 비해 생존율이 의미있게 높다.

항암치료만 지속했던 환자들의 생존율인 76.8%에 비해 좋은 것으로 확인되었다.

물론 이 생존율은 고무적이지만 5년 생존율을 확인하기 위해 좀더 긴 추적 관찰이 필요하다. 하지만 이전까지 국소 진행성 담도암에서 이렇게 좋은 치료 반응률을 기반으로 환자들에게 좋은 치료 성적을 보인 치료법은 없었다. 따라서 이 결과가 향후 담도암 치료 전략에 큰 변화를 일으킬 것으로 기대하고 있다.

마지막으로 우리 병원에서 다학제를 경험한 담도암 환자의 손 편지로 이 책을 마무리 하고자 한다.

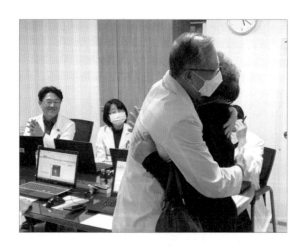

2020년 2월초 종합검진 결과
간내 담도암 이라는 청천벽력 같은 진단을 받은후
초 스피드로 이루어진 각종 검사와 다학제,
강버들 선생님의 항암치료와 최성훈 교수님의
수술의 오늘 퇴원까지
더불어 역병인 코로나19는 제인생에 가장 길고
참담했던 시간이 였던것 같았습니다
암 진단후 막연한 검색과 지인들의 여러저 병원 수치
처참했던 검색 결과들은 저를 더 힘들게 하였지요
최성훈 교수님과 강버들 교수님의 만남과 다학제 때
마지막으로 저를 안아 주시면서 큰 힘을 넣어 주셨던
고광현 교수님의 Solution 이 시작이 였던 암과의
전쟁이 다 이겨버고 끝냈것같은 쾌친이 되었습니다
제 생각에 다학제란 신이 꼼작에 서 있는 인간에게
주신 가장 큰 선물이라고 생각하며 모든 교수님들께
감사 또 감사 드립니다.
앞서 삶의 의미에서 삶의 감사함이 갑사 에
사는날까지 하루 하루가 더소중하고 행복 하고 가치있게
살수 있을것 같습니다
제 2의 인생을 열어주신 교수님들께 보답하고자
가정에서도 건강관리 잘해서 밝은 모습으로 뵐수있도록
노력 하겠습니다.
그리고 저와같은 아픔을 가진 환우들의 희망이
되고 싶습니다.
2020년 6월 1일   안○○드림.

어느 환자가 보내온 손편지

2020년 2월 초 종합검진 결과, 간내담도암이라는 청천벽력 같은 진단을 받은 후 초 스피드로 이루어진 각종 검사와 다학제, 강버들 선생님의 항암치료와 최성훈 교수님의 수술 후 오늘 퇴원까지.

더불어 역병인 코로나19는 제 인생에 가장 길고 힘들었던 시간이었던 것 같았습니다.

암 진단 후 막연한 검색과 지인들의 메이저병원 추천, 처참했던 검색 결과들은 저를 더 힘들게 하였지만 최성훈 교수님과 강버들 교수님의 만남과 다학제 때 마지막으로 저를 안아주시면서 큰 힘을 넣어 주셨던 고광현 교수님의 solution이 시작이었던 암과의 전쟁을 다 이겨내고 끝낸 것 같은 큰 힘이 되었습니다.

제 생각에 다학제란 신이 끝자락에 서 있는 인간에게 주신 가장 큰 선물이라고 생각하며 모든 교수님들께 감사 또 감사드립니다.

앞으로 살아온 날보다 살아갈 날들이 적겠지만 사는 날까지 하루하루가 더 소중하고 행복하고 가치 있게 살 수 있을 것 같습니다.

제2의 인생을 열어주신 교수님들께 보답하고자 가정에서도 건강관리 잘해서 밝은 모습으로 뵐 수 있도록 노력하겠습니다. 그리고 저와 같은 아픔을 가진 환우들의 희망이 되고 싶습니다.

2020년 6월 12일 임○○ 드림

다학제 진료를 통한
췌장암과 담도암 치료의 이해

지 은 이 전홍재·최성훈·권창일
펴 낸 날 1판 1쇄 2023년 6월 26일
　　　　　1판 2쇄 2024년 1월 18일

대표이사 양경철
편집주간 박재영
편 　 집 배혜주
디 자 인 박찬희
일러스트 김범석

발 행 처 ㈜청년의사
발 행 인 양경철
출판신고 제313-2003-305(1999년 9월 13일)
주 　 소 (04074) 서울시 마포구 독막로 76-1(상수동, 한주빌딩 4층)
전 　 화 02-3141-9326
팩 　 스 02-703-3916
전자우편 books@docdocdoc.co.kr
홈페이지 www.docbooks.co.kr

ISBN 979-11-93135-01-3 (93510)

책값은 뒤표지에 있습니다.
잘못 만들어진 책은 서점에서 바꿔드립니다.